AYURVEDA

W0193472

Sonderausgabe

Trautwein Ratgeber Edition
© 1997 Genehmigte Sonderausgabe
Alle Rechte vorbehalten.
Text: Dagmar Fronius-Gaier
Redaktion: Anja Borck, Susanne Ulrich
Umschlaggestaltung: Inga Koch
Illustrationen: Ruth Richter
Herstellung: Uwe Eckhard
Printed in Slovakia
ISBN 3-8174-5168-7
5151681

INHALT

Ursprung und Bedeutung des Ayurveda

Ayurveda ist ein zeitloses indisches Heilverfahren, dessen Grundgedanken auch auf heutige Lebensbedingungen übertragbar und anwendbar sind.
Der indische Begriff Ayurveda bedeutet „das Wissen vom Leben" oder genauer „das Wissen von der richtigen Lebensweise" (ayur = Leben, veda = Wissen).

Zu den Zielen dieser alten indischen Volksmedizin zählen:
- Erhaltung der Gesundheit durch richtige Lebensweise
- Heilung von Krankheiten durch Stärkung der Selbstheilungskräfte

Durch das vielseitige Wissen um die Gesunderhaltung des Menschen kann Ayurveda im Bereich von Gesundheitsvorsorge und Gesundheitserziehung einen bedeutenden Beitrag leisten. Hauptaugenmerk der Betrachtung ist der Mensch als Ganzes, d.h. auch der Mensch im Zusammenhang mit seiner Umwelt.

Merke:

Nach der Sicht des Ayurveda entsteht Krankheit dort, wo das Gleichgewicht der Kräfte gestört ist – innerhalb des Körpers, im Umkreis zwischenmenschlicher Beziehungen oder in der Beziehung zwischen Mensch und Natur.

Die Geschichte des Ayurveda reicht in die Entstehungszeit der Veden, den ältesten Zeugnissen der indischen Kultur (3. bis 8. Jh. v. Chr.) zurück. Für die Medizingeschichte bedeutsam ist das Atharvaveda. Die drei klassischen Ayurvedatexte wurden in späterer Zeit von verschiedenen Autoren verfaßt (Caraka, Susruta, Vagbhata). Das Ayurveda kann als das älteste medizinische Lehrsystem betrachtet werden, das u.a. die alte griechische Heilkunde, die Medizin der alten Ägypter und die chinesische Medizin beeinflußte. In Indien wird Ayurveda an den Universitäten gelehrt. Seine Bedeutung zeigt sich auch darin, daß etwa 80% der Bevölkerung mit dieser Heilmethode behandelt werden.

Die Ayurvedische
Lehre

Die Lehre von den fünf Elementen

Eine wichtige Grundlage zum Verständnis des Ayurveda ist die Lehre von den fünf Elementen (Mahabhutas), den Bausteinen des Lebens. Die gesamte Welt ist aus den fünf Elementen Erde, Wasser, Feuer, Luft und Äther (= Raum) zusammengesetzt.

BAUSTEINE DES LEBENS

Erde • Wasser • Feuer • Luft • Äther (= Raum)

Sowohl der Mensch als auch die ihn umgebende Umwelt ist aus diesen Elementen aufgebaut. Alle Veränderungen unserer Umgebung, z.B. Tages- und Jahreszeiten, Wetter und wechselndes Nahrungsangebot, wirken sich auf unser Befinden aus, was eine laufende Änderung der Zusammensetzung der fünf Elemente in uns zur Folge hat.
Jeder Mensch verfügt von Natur aus über eine individuelle Zusammensetzung der Elemente, die seine Konstitution und sein Temperament prägt.

Jeder der fünf Sinne wird als Hauptwahrnehmungsorgan einem der fünf Elemente zugeordnet. Ebenso gehören zu jedem Element bestimmte Eigenschaften, die mit den Sinnen erfaßbar sind.

Erde bedeutet Festigkeit, Stabilität und Form. Ihr ist der Geruchssinn zugeordnet.
Zugehörige Eigenschaften sind: *schwer, rauh, hart, träge, stabil, stumpf, dicht, grob*

Wasser bedeutet Flüssigkeit. Ihm ist der Geschmackssinn zugeordnet.
Zugehörige Eigenschaften sind: *flüssig, kühl, schwer, stumpf, weich, schleimig, gelatinös, beweglich*

Feuer bedeutet Hitze. Ihm ist der Gesichtssinn zugeordnet.
Zugehörige Eigenschaften sind: *heiß, subtil, leicht, rauh, klar, trocken, scharf, fein*

Luft bedeutet Bewegung, Ausdehnung. Ihr ist der Tastsinn zugeordnet.
Zugehörige Eigenschaften sind: *leicht, fein, klar, rauh*

Äther oder **Raum** bedeutet Fehlen jeden Widerstandes. Ihm ist der Gehörsinn zugeordnet.
Zugehörige Eigenschaften sind: *weich, leicht, glatt, fein*

Die Eigenschaften der Elemente beschreiben auf mit den Sinnen nachvollziehbare Weise, in welcher Ausprägung ein bestimmtes Element, z.B. in einer Substanz, auftritt. Durch die Summe ihrer spezifischen Eigenschaften nehmen wir also die Zusammensetzung der Materie aus den fünf Elementen wahr.

Die Elemente kommen nie in reinem Zustand in der Natur vor, sondern immer in unterschiedlichen Mischungsverhältnissen, wobei meist ein Element dominiert.

Die Lehre von den drei Dosas

Die Lehre von den drei Dosas ist ein weiterer Schlüssel zum Verständnis des Ayurveda. Alle Materie besteht aus den fünf Elementen, aber nur lebendige Materie besitzt zusätzlich die drei Dosas, auch Tridosas genannt. Diese drei dynamischen Prinzipien steuern alle biologischen und geistigen Abläufe. Sie werden als Vata, Pitta und Kapha bezeichnet und beschreiben die energetische Ebene im Menschen.

TRIDOSAS = VATA • PITTA • KAPHA
Sie sind die drei Energieformen des Menschen.

Ein harmonisches Zusammenspiel der Dosas ist das Merkmal für Wohlbefinden und Gesundheit. Das Gleichgewicht ist sehr labil und ändert sich laufend. Ist eines, sind zwei oder alle drei Dosas gestört, ist Krankheit die Folge. Die Therapie versucht, zu starke Dosas zu dämpfen und zu schwache zu stärken, um das Gleichgewicht wiederherzustellen. Jedes Dosa ist aus zwei der fünf Grundbausteine des Lebens zusammengesetzt, deren Eigenschaften den Charakter des Dosa prägen.

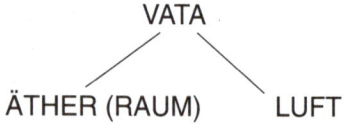

Vata ist das Prinzip der Bewegung.

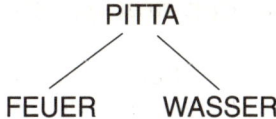

PITTA

FEUER   WASSER

Pitta ist das Prinzip der Aktivität und Begeisterung.

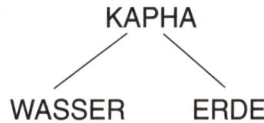

KAPHA

WASSER   ERDE

Kapha ist das Prinzip der Ruhe und Stabilität.

Jedes Dosa hat einen Hauptsitz im Körper und ist verantwortlich für bestimmte Funktionen und Eigenschaften. Der Sitz von Vata ist in Blase, Dickdarm, Rectum, Becken, Hüfte, Schenkel, Ohren, Knochen, Darm.

Vata ist die Lebensenergie selbst und das stärkste aller Dosas. Kommt Vata aus dem Gleichgewicht, führt das leicht zu Störungen. Es steuert die Prozesse der Bewegung, der Emotionen, des Einnehmens (Essen, Trinken und Atmen), Zurückhaltens und Ausscheidens, der Erhaltung des Körpergewebes und der Aktivität der Sinne und des Geistes. Als Schrittmacher für die Kommunikation im Körper kontrolliert es die beiden anderen Dosas.

Merkmale von Vata: *beweglich, schnell, leicht, kalt, subtil, rauh, trocken*

Der Sitz von Pitta ist im unteren Drittel des Magens, im Zwölffingerdarm, im Dünndarm, im Nabel, im Blut, im Auge, in der Haut.
Pitta ist vor allem durch das Element Feuer bestimmt. Es regelt den Stoffwechsel und steuert die Tätigkeiten des Verdauungssystems, der Körpertemperatur, der Hautpigmentierung, des Intellekts. Auch der emotionale Ausdruck und die Ausstrahlung eines Menschen werden über das Pitta reguliert.

Merkmale von Pitta: *heiß, scharf, sauer, durchdringend, leicht, ölig*

Der Sitz von Kapha ist in Kehle, Brustraum, in den oberen zwei Dritteln des Magens, der Bauchspeicheldrüse und in den kleinen Gelenken.
Kapha sorgt für Zusammenhalt und Stabilität im Körper, es ist zuständig für Wachstum und Regeneration, für Kraft, Standfestigkeit, Körpergewicht, den Glanz der Haut und die „Körperschmiere".

Merkmale von Kapha: *schwer, ölig, langsam, stabil, glatt, fest, träge*

Im Vorfeld einer Krankheit lassen sich vielfältige Symptome für die Störung der einzelnen Dosas erkennen. Unter Berücksichtigung der physischen und psychischen Umwelteinflüsse versucht der ayurvedische Arzt die Ursache der Disharmonie zu erkennen. Die Therapie zielt dann darauf ab, über Diät, Heildrogen, Entschlackungsmaßnahmen, körperliche und geistige Übungen, die Dosas wieder zu harmonisieren.

Die folgende Beschreibung der Symptome und Ursachen gestörter Dosas hilft Ihnen, eigene Disharmonien zu erkennen:

Symptome für zu starkes Vata
rauhe, trockene, dunkle Haut, Gewichtsabnahme, Zittrigkeit, starkes Verlangen nach Wärme und heißen Speisen und Getränken, Ruhelosigkeit, Schlaflosigkeit, Angst, Kraftlosigkeit, starke Defäkation

Symptome für zu schwaches Vata
Müdigkeit, Erschöpfung, Kurzatmigkeit, Konzentrationsschwierigkeiten

Symptome für zu starkes Pitta
brennende Empfindungen, Kraftlosigkeit, Hautkrankheiten, starkes Schwitzen, Reizbarkeit

Symptome für zu schwaches Pitta
fahle Haut, Kältegefühl, Verdauungsstörungen

Symptome für zu starkes Kapha
Blutleere, Müdigkeit, Übergewicht, schwache Gelenke, Trägheit, Depression

Symptome für zu schwaches Kapha
Gefühl der Trockenheit, Durstgefühl, schwache Gelenke, Schlaflosigkeit, hohles Gefühl in der Bauchgegend

Mögliche Ursachen für die Störung der einzelnen Dosas werden im Ayurveda ausführlich beschrieben.

Ursachen für eine Störung von Vata

Übertriebene körperliche und geistige Anstrengungen, Maßlosigkeit in der Nahrungsaufnahme, zu langes Fasten, unregelmäßiges Essen, zu viel und zu lautes Sprechen, große Furcht oder Kummer, großer Druck, Streß, Herunterspringen von großer Höhe, spät nachts erwachen, Unterdrückung natürlicher Ausscheidungsbedürfnisse, Genuß von Nahrungsmitteln, die bitter, scharf, trocken und sehr leicht sind, kaltes, stürmisches Wetter.

Allgemein kann man davon ausgehen, daß Vata in den Abend- und Nachtstunden und im Lebensalter zunimmt.

Ursachen für eine Störung von Pitta

Ärger, Furcht, Kummer, körperliche Anstrengung, ungenügende Verdauung, Säurebildung, Verzehr von sehr bitteren, sauren, salzigen und trockenen Stoffen, reichlicher Genuß von Senf, Sesam- oder Leinöl, Fisch, Hammelfleisch, Wein, Quark etc., zu langes Verweilen in Sonne und Hitze.

Allgemein wird Pitta im Sommer und im Herbst, zur Mittags- und Mitternachtsstunde und im mittleren Lebensalter angeregt.

Ursachen für eine Störung von Kapha

Mangel an körperlicher Betätigung, Schlafen während des Tages, übermäßiger Genuß von süßen, sauren, salzigen, fettreichen oder sehr schweren Nahrungsmitteln, zu reichlicher Genuß von Milch, Quark, Zucker, Fett, Molke, süßen Früchten, Meerestieren etc.

Allgemein wird Kapha im Frühjahr und Winter, am Vormittag, unmittelbar nach den Mahlzeiten und in der Kindheit angeregt.

Kapha befindet sich immer dann im Gleichgewicht, wenn für ausreichend Bewegung, genügend nächtlichen Schlaf und ausgewogene Ernährung gesorgt wird.

Die Körperkonstitutionen

Die ayurvedische Lehre von den Konstitutionstypen ist der älteste Versuch, den Menschen typologisch einzuordnen.

Die Konstitution, auch **prakriti** genannt, beschreibt die natürlichen Anlagen eines Menschen.

Die Abweichungen davon, die Befindlichkeitsstörungen, werden als **vikriti** bezeichnet.

Von Geburt an befinden sich die drei Dosas in jedem Menschen in einem charakteristischen Verhältnis. Jeder Typ ist durch eines der drei Dosas geprägt, manchmal sind auch zwei starke Dosas vorhanden. Selten sind alle drei Dosas gleichmäßig vertreten. Die dominierenden Dosas prägen durch ihre Merkmale die körperlichen und geistigen Eigenschaften eines Menschen. Jedoch soll die Typisierung keine starre Festlegung sein, da im Grunde alle Menschen Mischtypen sind.

Die drei Konstitutionen werden als Vata-, Pitta- und Kapha-Typ bezeichnet.

Mischtypen sind der Vata-Pitta-, Pitta-Kapha-, Vata-Kapha- und Vata-Pitta-Kapha-Typ.

Merke:

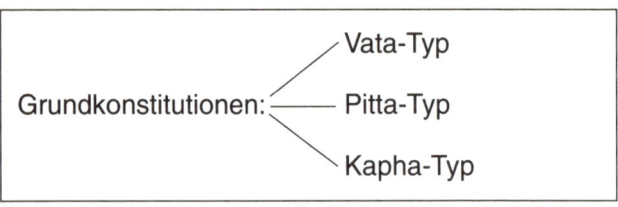

Grundkonstitutionen:
- Vata-Typ
- Pitta-Typ
- Kapha-Typ

Die Bestimmung der Konstitution ermöglicht es dem Arzt, Patienten individuell zu behandeln. Die verschiedenen Typen unterscheiden sich in Stärken, Schwächen, Krankheitsanfälligkeit, unterschiedlichen Reaktionen auf Ernährung, Sinneseindrücke, Klima und Lebensumstände sowie emotionalen und intellektuellen Reaktionen auf äußere Einflüsse. Daher spielt die Konstitutionslehre bei Prävention und Therapie von Krankheiten eine wichtige Rolle.

Merke:

Die detaillierten Beschreibungen von Körperbeschaffenheit und -eigenschaften helfen Ihnen, Ihren eigenen Konstitutionstyp zu bestimmen.

Vata-Typ

Merkmale:

- geringes Gewicht
- leichter Körperbau

- gelenkig, kleine, dunkle Augen, zarte Wimpern
- kleine Zähne, Neigung zu Karies
- feine Haare, grazile Hände, empfindsame Haut
- Neigung zu trockener Haut
- Neigung zu rissigen Nägeln, Nägelkauen
- unregelmäßiger Hunger und unregelmäßige Verdauung, Neigung zu Verstopfung
- bevorzugt warmes Essen, süße, saure, scharfe und erhitzende Speisen
- Neigung zu Krämpfen, Neigung zu leichtem, unterbrochenem Schlaf
- mag gern feuchte Wärme (Dampfbäder)
- Abneigung gegen kaltes und windiges Wetter
- schnelle Auffassungsgabe und gutes Kurzzeitgedächtnis, geht Dinge schnell an
- Neigung zu Unruhe, Fahrigkeit, Orientierungslosigkeit und Unentschlossenheit
- lebhaft, beschwingt, ideenreich, redegewandt
- sensible Wahrnehmung, spielerisch, künstlerisch, reiselustig
- Neigung zu musischen und künstlerischen Berufen.

Pitta-Typ

Merkmale:

- mittelschwerer Körperbau, schlank, muskulös
- weiche, dehnbare Gelenke
- leuchtende Augen
- mittelgroße Zähne mit scharfer Bißkante
- dünnes, weiches Haar, hell oder rötlich gefärbt
- wohlgeformte Hände, geschmeidige Haut
- Neigung zu Sommersprossen und Muttermalen

- gute Durchblutung, starker Hunger und gute Verdauung, kann Mahlzeiten schlecht ausfallen lassen
- Neigung zu Durchfall
- bevorzugt kalte Speisen und kühle Getränke, süße, bittere und zusammenziehende Speisen
- guter, regenerierender Schlaf, guter Wärmehaushalt
- Neigung zu starker Schweißbildung
- Abneigung gegen Hitze, bevorzugt Kaltwaschungen
- kritischer Verstand, geht Dinge mit mittlerer Geschwindigkeit an, arbeitet systematisch, organisiert, kann Erlerntes systematisch wiedergeben
- willensstark, verantwortungsbewußt, unternehmungslustig, mutig
- Neigung zu Ungeduld, Ärger, Intoleranz
- leicht erregbar, guter Redner, feurig, motiviert
- guter optischer Wahrnehmungssinn, ergreift Führungspositionen.

Kapha-Typ

Merkmale:

- stabiler, schwerer Körperbau
- große Stärke und Ausdauer
- elastisches Körpergewebe, kräftige Muskulatur, Knochen und Gelenke
- große Augen, große Zähne, kräftiges, eher dunkles Haar, große, kräftige Hände
- Neigung zu glatter, fetter Haut
- geringes Hungergefühl und langsame Verdauung, braucht relativ wenig Nahrung, Gourmet

- tiefer und langer Schlaf
- bevorzugt trockene Wärme (Sauna)
- langsame Auffassungsgabe, gutes Langzeitge-dächtnis, trifft Entscheidungen bedächtig, ist schwer aus der Ruhe zu bringen
- geht Dinge methodisch und langsam an, geht Dingen auf den Grund
- sanftmütig, großzügig, beständig, Sinn für das Wesentliche
- plant langfristig
- ruhige Bewegungen, standfest, spricht wenig und ruhig
- bodenständiger Beruf.

Körpergewebe, -kanäle und Ausscheidungen

Die aufbauenden Elemente des Körpers werden als Dhatus (= die sieben Körpergewebe) bezeichnet. Die Körpergewebe sind für die Struktur des Kör-pers, für seine Entwicklung und Ernährung verant-wortlich. Alle sieben Dhatus sind untereinander ver-bunden. In einem fortwährenden Umwandlungs-, Aufbau- und Abbauprozeß ernährt das jeweils vor-hergehende Dhatu das Nachfolgende.

Aufbau der Dhatus

RASA DHATU
(Blutplasma)

↓

RAKTA DHATU
(Blutbestandteile)

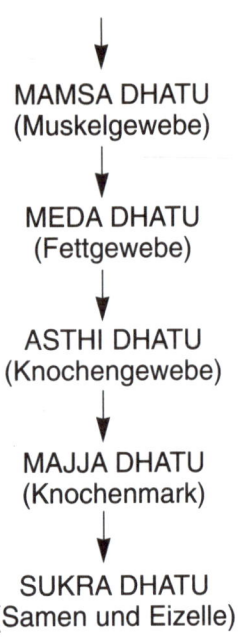

MAMSA DHATU
(Muskelgewebe)

MEDA DHATU
(Fettgewebe)

ASTHI DHATU
(Knochengewebe)

MAJJA DHATU
(Knochenmark)

SUKRA DHATU
(Samen und Eizelle)

Rasa Dhatu = Blutplasma, Zellflüssigkeit; enthält die Nährstoffe, die mit der Nahrung aufgenommen werden und gibt sie an alle anderen Gewebe über den Blutkreislauf weiter. Es wirkt beruhigend auf den Körper. Ein gesundes Rasa Dhatu erzeugt einen strahlenden Gesamteindruck, glänzende Haut, leuchtende Augen, Freude und Lebenskraft.

Rakta Dhatu = Blutbestandteile; entsteht aus Rasa Dhatu. Es versorgt alle anderen Gewebe mit Sauerstoff und erhält die Funktionen der nachfolgenden Gewebe damit aufrecht.

Mamsa Dhatu = Muskelgewebe; schützt die inneren Organe und ermöglicht die Beweglichkeit und Kraft des Körpers.

Meda Dhatu = Fettgewebe; dient der Speicherung von Nährstoffen und der „Polsterung" des Körpers. Es kühlt den Körper und verursacht die Schweißproduktion.

Asthi Dhatu = Knochengewebe. Als Skelett hält es den Körper aufrecht.

Majja Dhatu = Knochenmark, Nervensystem; ernährt die Knochen. Das Nervensystem leitet die Impulse zur Wahrnehmung und Bewegung weiter.

Sukra Dhatu = Samen und Eizelle; dient der Fortpflanzung und der Körperkraft. Es vermittelt Zufriedenheit.

Jedes der Körpergewebe wird von ein oder zwei vorherrschenden Grundelementen bestimmt.

Rasa Dhatu	– Wasser
Rakta Dhatu	– Feuer
Mamsa Dhatu	– Erde
Meda Dhatu	– Wasser und Erde
Asthi Dhatu	– Erde und Luft
Majja Dhatu	– Wasser
Sukra Dhatu	– Wasser

Ähnlich wie die drei Dosas sind die sieben Dhatus in jedem Menschen unterschiedlich ausgeprägt, was bei der Behandlung von Krankheiten zu berücksichtigen ist. Eine Störung der Dosas wirkt sich auch auf die Dhatus aus. Es kommt zu Fehlfunktionen der Gewebe und nachfolgend zu Krankheiten. Jedes Dhatu reagiert mit spezifischen Erkrankungen.

Srotas, das Kanalsystem des Körpers, hält alles in Fluß. Große und kleine Kanäle durchziehen als Transportwege den gesamten Körper. Dazu gehören die Luftröhre, die Bronchien, die Speiseröhre, der Magen-Darmtrakt, das Blutgefäß- und Lymphsystem, die Harnwege, die Poren in der Zellwand und die Transportwege in der Zelle. Eine Blockierung der Srotas hat Störungen in den Körperfunktionen zur Folge.

Drei der Kanäle transportieren die drei **Malas**, die wesentlichen Körperausscheidungen (Purisa = Kot, Mutra = Urin, Sveda = Schweiß). Die Ausscheidung dieser aus dem Stoffwechselprozeß stammenden Abfallprodukte spielt eine wesentliche Rolle für die Erhaltung der Gesundheit. Wächst ihre Menge zu sehr an oder verringert sie sich, sind Störungen die Folge.

Merke:

Dosas, Dhatus, Srotas und Malas bilden den Körper. Ist ihr Normalzustand gestört, können Krankheiten entstehen.

Die Bedeutung der Geschmacksrichtungen

Die Rasa-Lehre ist die Grundlage für die Ernährungsvorschriften und die Auswahl an Heildrogen im Ayurveda. Neben der Tridosas-Lehre ist sie der Schlüssel zur Behandlung des Patienten. Rasa bedeutet Geschmack. Sechs Geschmacksrichtungen werden unterschieden:

Die sechs Geschmacksrichtungen

süß	=	madhura
sauer	=	amla
salzig	=	lavana
scharf	=	katu
bitter	=	tikta
herb	=	kasaya

Den sechs Geschmacksrichtungen können folgende chemische Stoffe zugeordnet werden:

Chemische Bausteine der Geschmacksrichtungen

süß	=	Kohlenhydrate, Fette, Aminosäuren
sauer	=	organische Säuren
salzig	=	Salze
scharf	=	ätherische Öle
bitter	=	Bitterstoffe, Ikaloide, Glykoside
herb	=	Gerbstoffe

Nahrungsmittel und Heildrogen werden nach Geschmacksrichtungen klassifiziert. Es entstehen die sechs Rasas aus den fünf Elementen, aus denen alle Nahrungsmittel aufgebaut sind. Jeder Geschmack wird von zwei Grundelementen dominiert. Die Zuordnung der Elemente zu den Geschmacksrichtungen fand man durch wissenschaftliche Forschung, indem die Auswirkungen der Rasas auf den Körper genau beobachtet wurden.

Zuordnung der Elemente zu den Geschmacksrichtungen:

süß	=	Wasser und Erde
sauer	=	Wasser und Feuer
scharf	=	Luft und Feuer
bitter	=	Luft und Äther
salzig	=	Erde und Feuer
herb	=	Luft und Erde

Die Geschmacksrichtungen beeinflussen entsprechend der sie dominierenden Elemente die Tridosas, indem sie Vata, Pitta und Kapha entweder verstärken oder abschwächen.

Merke:

Z.B. stärkt der Geschmack salzig das Feuerprinzip Pitta, da er das Element Feuer enthält.

Die Kenntnis dieser Zusammenhänge ermöglicht eine Harmonisierung der Tridosas mit Hilfe geeigneter Nahrungsmittel. Für jeden Konstitutionstyp und jede Gesundheitsstörung wird ein passender Ernährungsplan zusammengestellt. Die einzelnen Konstitutionstypen zeigen bestimmte natürliche Vorlieben für die einzelnen Geschmacksrichtungen.

Beziehung der Geschmacksrichtungen zu den Tridosas
(↑ fördernd / ↓ mindernd)

Vata

↑ herb, bitter, scharf
↓ süß, sauer, salzig

Pitta

↑ scharf, sauer, salzig
↓ herb, süß, bitter

Kapha

↑ süß, sauer, salzig
↓ bitter, scharf, herb

Für den gesunden Menschen empfiehlt Ayurveda eine ausgeglichene Ernährung, die alle sechs Geschmacksrichtungen enthält. Dabei sollten die Rasas in angemessenen Mengen zusammengestellt werden, um eine positive Wirkung zu erzielen.

Ein Geschmack in großer Menge kann Störungen bewirken. Der verläßlichste Regulator für unser Wohlbefinden ist ein sensibler Geschmackssinn, der uns Auskunft über unsere inneren Bedürfnisse gibt, die aus dem Zusammenspiel der Tridosas entstehen. Der Appetit sucht sich über den Geschmackssinn instinktiv die Nahrungsmittel, die das innerkörperliche Gleichgewicht aufrecht erhalten bzw. wiederherstellen. Der Geschmackssinn ist dabei das Instrument der Wahrnehmung und der Geschmack der Anzeiger für die Kombination der fünf Elemente.
Jede Geschmacksrichtung beeinflußt die Vorgänge in unserem Körper.

Stellen Sie sich z. B. die appetitanregende Wirkung einer sauren Essiggurke vor, die reinigende Wirkung der Schärfe von frisch geriebenem Meerrettich, der einem das Wasser in die Augen treibt, oder die anregende Wirkung einer bitteren Tasse Kaffee.

Merke:

Ayurveda charakterisiert für jeden Geschmack die physiologischen Auswirkungen auf den Körper.

Der Geschmack süß

- ist in der Empfindung angenehm, mild, etwas „schmierig"

- hat die Eigenschaften schwer, kalt, ölig und gelatinös
- wirkt aufbauend (anabol) auf die Gewebe, fördert Wachstum, Gewichtszunahme
- bewirkt Kompaktheit, Stabilität und Stärke
- wirkt verlangsamend auf das Verdauungsfeuer
- wirkt verstopfend auf die Kanäle
- löscht Durst und lindert Brennen
- bewirkt Abwärtsbewegung im Körper, ist abführend
- zerstört Pitta und Vata, baut Kapha auf
- fördert die Milchsekretion
- stärkt das Gedächtnis
- bewirkt im Übermaß Fettleibigkeit, Trägheit, Anfälligkeit für Erkältungen, Verstopfung, Appetitlosigkeit, Depression.

Der Geschmack sauer

- erzeugt ein leicht brennendes Gefühl in Mund und Hals
- verstärkt die Speichelsekretion
- hat die Eigenschaften schwer, heiß, ölig
- ist appetitanregend
- lindert Blähungen
- wirkt verdauungsfördernd, reinigend, schweißtreibend
- ist organstärkend
- bewirkt die Abwärtsbewegung der Speisen im Körper
- verstärkt Kapha und Pitta, vermindert Vata
- bewirkt im Übermaß Durst, Durchfall, Muskelschwäche, Entzündungen.

Der Geschmack salzig

- ändert die Speichelkonsistenz
- verursacht ein brennendes Gefühl in Mund und Rachen
- wirkt erweichend, befeuchtend
- hat die Eigenschaften schwer, heiß, ölig, scharf
- wirkt abbauend auf die Gewebe
- stärkt das Verdauungsfeuer
- wirkt abführend auf die Ausscheidungen (Malas)
- ist appetit- und verdauungsfördernd
- lindert Blähungen
- regt den Säftefluß an
- ist harntreibend
- erweitert und reinigt die Körperkanäle
- ist auswurffördernd
- verstärkt Pitta und Kapha, mindert Vata
- bewirkt im Übermaß Schwäche, Impotenz, Durst, Fieber, Ekzeme, Blutunreinheiten, Gicht, Entzündungen.

Der Geschmack scharf

- verursacht ein prickelndes Gefühl auf der Zunge
- wirkt tränenreizend
- hat die Eigenschaften leicht, heiß und trocken
- wirkt auf die Gewebe abbauend (katabol), absorbierend und trocknend
- ist appetitanregend
- fördert die Speichelsekretion
- reinigt den Mund
- regt die Organe an

- wirkt belebend, erhitzend, gerinnungshemmend
- trocknet Schweiß und Körpersäfte aus
- öffnet und reinigt die Körperkanäle
- wirkt gegen Würmer
- zehrt den Körper aus
- bewirkt Aufwärtsbewegung im Körper (Brechmittel)
- verstärkt Vata und Pitta, mindert Kapha
- bewirkt im Übermaß Magerkeit, Müdigkeit, Impotenz, Durst, Brennen, Erbrechen, Schwindel, Zittern.

Der Geschmack bitter

- überdeckt jeden anderen Geschmack
- verursacht Mundtrockenheit
- mindert die Speichelsekretion
- hat die Eigenschaften leicht, kühl, trocken, fein
- wirkt auf die Gewebe abbauend, absorbierend, trocknend
- reinigt die Körperkanäle
- wirkt appetitanregend, blutreinigend, fiebersenkend
- wirkt abmagernd und trocknend
- beseitigt Würmer und Gifte, Eiter und Wundsekretion
- ist hilfreich bei Fieber, Brennen und Jucken
- ist bewegungsfördernd
- schärft den Verstand
- verstärkt Vata, mindert Pitta und Kapha
- bewirkt im Übermaß Kräfteverlust, Schwindelgefühl, Mundtrockenheit, Kopfschmerz.

Der Geschmack herb (adstringierend/herb)

- bewirkt Ziehen und Steifheit auf der Zunge und im Rachen, Trockenheit im Mund
- vermindert die Speichelsekretion
- hat die Eigenschaften leicht, kühl, trocken
- wirkt auf die Gewebe abbauend, aufsaugend
- wirkt lindernd, heilend, kühlend, blutreinigend
- wirkt abmagernd
- ist hilfreich bei Durchfall
- verringert die Harnmenge
- trocknet die Körpersäfte aus
- verstärkt Vata, reduziert Pitta und Kapha
- bewirkt im Übermaß Blähungen, Verstopfung, Impotenz, trockenes Gefühl im Mund, Herzschmerzen, Schwäche, Mundtrockenheit.

Ernährung im Ayurveda

Die richtige Ernährung für das körperliche Gleichgewicht

In der Nahrung sollen alle Bausteine des Lebens in ausgewogenem Verhältnis enthalten sein. Im Gegensatz zu zahlreichen westlichen Ernährungslehren achtet Ayurveda weniger auf starre Regeln, als auf die individuellen Bedürfnisse des Menschen, sein Alter, seinen Beruf, seine körperliche und geistige Verfassung und seine Umgebung. Die Nahrung soll so ausgewählt werden, daß sie individuell verträglich ist. Ein ärztlicher Diätplan wird nur herangezogen, wenn die Eigenregulation des Patienten versagt.

Neben der Beschaffenheit der Nahrung mißt Ayurveda der Verdauungskraft große Bedeutung bei. Die Verdauungskraft oder das Verdauungsfeuer (Agni) ist für die Umwandlung der Nahrung in körpereigene Energie zuständig. Nur mit Hilfe von Agni können die Nahrungsmittel den Körper ernähren.

Das Verdauungsfeuer ist von zentraler Bedeutung für die Körperenergie, die Wärmeprozesse, die Ausstrahlung, Stärke, Gesundheit eines Menschen, seine Immunität und Lebensdauer. Agni steuert sämtliche Stoffwechselprozesse. Während Pitta die energetische Kraft des Feuers symbolisiert, bedeutet Agni das biologische Feuer selbst. Ein kräftiges Verdauungsfeuer zeigt sich durch ein zwei- bis dreimaliges gesundes Hungergefühl am Tag und eine regelmäßige Verdauung. Es wird durch die Tridosas reguliert. Bei vorherrschendem Kapha ist die Verdauung langsam, ein starkes Pitta bewirkt eine intensive Verdauungstätigkeit und ein unharmonisches Vata macht die Verdauung instabil und empfindlich.

Das Endprodukt einer harmonischen Verdauungstätigkeit wird als Ojas bezeichnet.

Ojas ist der subtilste Ausdruck der menschlichen Physiologie und bewirkt Wohlbefinden, eine gesunde Ausstrahlung und Glücksgefühl.

Ein ungenügendes und gestörtes Verdauungsfeuer erzeugt anstatt Ojas Ama. Ama bedeutet „unreif". Gemeint ist unvollständig umgewandelte Nahrung, aus der Schlackenstoffe, Gärungs- und Fäulnisprodukte im Darm entstehen, und die somit zur Störung der Tridosas beitragen kann.

Störungsmöglichkeiten für Agni sind: zuviel und zu häufiges Essen, Diätfehler, zu schweres und zu eiweißreiches Essen am Abend, Ablenkung durch Lesen oder Fernsehen beim Essen, chronische Krankheiten, psychische Faktoren wie Wut oder Trauer, äußere Einflüsse (z. B. Klimaänderung, geänderte Essenszeiten).

Symptome für ein gestörtes Agni sind: Blähungen, Völlegefühl, Aufstoßen, Müdigkeit, Heißhungeranfälle, Kopfweh, Schwäche, Schwindel etc.

Tip:

Ein gestörtes Agni kann mit Hilfe von Kräutern, entschlackender Diät, körperlichen und geistigen Übungen behandelt werden.

Ayurvedische Essensregeln

- Essen Sie in ruhiger, angenehmer Umgebung
- Nehmen Sie sich Zeit
- Essen Sie ruhig und konzentriert
- Nehmen Sie die Mahlzeiten regelmäßig ein
- Essen Sie erst, wenn Sie hungrig sind und die vorhergehende Mahlzeit verdaut ist
- Vermeiden Sie Zwischenmahlzeiten
- Nehmen Sie die Hauptmahlzeit mittags ein
- Nehmen Sie ein frühes Abendessen ein
- Bereiten Sie die Mahlzeiten frisch zu
- Vermeiden Sie das Aufwärmen der Mahlzeiten
- Bereiten Sie die Mahlzeiten liebevoll zu
- Achten Sie auf vollwertige und möglichst naturbelassene Lebensmittel
- Passen Sie die Nahrungsmittel der Jahreszeit an, z.B. in der kalten Jahreszeit süßen und sauren Speisen den Vorzug geben, mehr Kohlenhydrate und Fette essen
- Richten Sie sich nach Ihrem Konstitutionstyp
- Richten Sie die Nahrungsmenge nach Ihrer Verdauungskraft; sie soll gerade sättigen
- Achten Sie darauf, daß alle sechs Geschmacksrichtungen in den Mahlzeiten vertreten sind
- Trinken Sie zu den Mahlzeiten etwas Kräutertee oder Saft
- Meiden Sie Alkohol, Kaffee, kohlensäurehaltige Getränke und Schokolade
- Meiden Sie eiskalte Nahrung und Getränke
- Kochen und backen Sie nicht mit Honig (erhitzter Honig verursacht Ama)
- Stehen Sie nach dem Essen nicht sofort auf, sondern bleiben Sie noch ein paar Minuten sitzen und genießen die Entspannung

Einteilung der Nahrungsmittel und Speisen

Merke:

Die Nahrungsmittel werden im Ayurveda in folgende zwölf Gruppen eingeteilt:

- Getreide
- Hülsenfrüchte
- Fleisch
- Knollenfrüchte
- Früchte
- Nüsse
- Weine
- Wasser
- Milch
- Zucker
- Fette und Öle
- Gewürze

Die zubereiteten Speisen werden entsprechend ihrer Konsistenz in vier Gruppen eingeteilt:

1. Zum Essen: weiche Speisen, z. B. Reis, Brot, Kartoffeln
2. Zum Trinken: Flüssigkeiten und Suppen, z. B. Milch, Säfte, Gemüsesuppen
3. Zum Schlecken: Saucen und Pasten, z. B. Chutneys, Eingelegtes, Raitas, saure und scharfe Saucen
4. Zum Zerkauen: harte Nahrung, z. B. Nüsse, Salate

Eine ayurvedische Mahlzeit enthält sehr abwechslungsreiche Speisen in den sechs Geschmacksrichtungen und in den vier Konsistenzen. Im Gegensatz zur hinduistischen Ernährung kennt Ayurveda kein Fleischverbot, keine religiösen Vorschriften oder Verbote. Im Mittelpunkt stehen die individuellen körperlichen Bedürfnisse. Durch die Nahrung kann auf Disharmonien Einfluß genommen werden. Dadurch wird die Nahrung zum Heilmittel und die Diät zur wichtigsten Therapie. Wobei Diät im Ayurveda keine Einschränkung bedeutet, sondern im Sinne einer Bereicherung der Eßkultur verstanden wird.

Ernährung und Konstitution

Bei der Auswahl der Nahrungsmittel sollten Sie Ihren Konstitutionstyp berücksichtigen. Sind die Speisen in Geschmack und Zubereitungsart Ihrem Typ angepaßt, hat das eine positive Wirkung auf Ihre Gesundheit. Bis Sie gelernt haben, Ihrem Geschmackssinn zu vertrauen, können Sie sich an folgenden Empfehlungen orientieren.

Vata-Typ

Vata ist hier das vorherrschende Dosa (= energetisches Prinzip). Deshalb sollte die Ernährung Vataberuhigend zusammengestellt sein.

- Warme, nahrhafte Speisen, z.B. Suppen, Eintöpfe, Aufläufe bevorzugen
- Gekochte, leichtverdauliche Speisen wirken beruhigend auf die unregelmäßige Verdauung

- Kalte Gerichte, rohe Salate und eisgekühlte Getränke sind ungeeignet
- Auf ruhige, entspannte Atmosphäre beim Essen achten, Vata-Konstitutionen neigen zu Nervosität
- Die Speisen mit etwas Butter, Öl oder Sahne anreichern (fördert Kapha)
- Salzige, saure, süße und sättigende Speisen bevorzugen
- Bittere, scharfe, herbe Speisen meiden, ebenso kalte, trockene und fettarme

Geeignete Lebensmittel

- Reis, Weizen und Weizenprodukte
- Hülsenfrüchte in kleinen Mengen (grüne Bohnen, Linsen, Mungobohnen, Sojaprodukte)
- Eier, Fleisch und Fisch in maßvollen Mengen (besonders weißes Fleisch von Geflügel)
- leichtverdauliche Gemüse (z.B. Spargel, Karotten, Rote Bete, Kartoffeln, Sellerie, Zucchini, Tomaten; in kleinen Mengen auch Gurken, Knoblauch, Blumenkohl, Brokkoli, Erbsen, Spinat)
- süße, reife Früchte wie Bananen, Mangos, Aprikosen, Pfirsiche, Ananas, Beeren, Weintrauben, Kokosnüsse, frische Feigen, Datteln
- Nüsse und Samen in kleinen Mengen
- Milchprodukte: Ghee, Butter, Sahne, Joghurt, Lassi, Frischkäse
- natürliche Süßmittel (Zuckerrohrprodukte, Melasse, Apfel- und Birnendicksaft)
- alle Öle und Fette
- süße und wärmende Gewürze (Zimt, Nelken, Ingwer, Kardamom, Kreuzkümmel, Senfkörner, Gelbwurz, Steinsalz)

Pitta-Typ

Der Pitta-Typ hat eine sehr gut funktionierende Verdauung, weshalb er fast alle Speisen verträgt. Doch auch er kann seine Verdauungsorgane überstrapazieren und sollte ein paar Grundregeln für seine Ernährung beachten:

- Im Sommer kühlende Speisen bevorzugen, sie gleichen die Hitze von Pitta aus
- Nicht zuviel Salziges, Saures, Scharfes und stark Gewürztes zu sich nehmen
- Süße, bittere und herbe Nahrungsmittel bevorzugen
- Sich nicht überessen
- Kalte und warme, mittelschwere Speisen bevorzugen
- Heiße Speisen und Getränke meiden
- Die Speisen mit wenig Butter oder Öl zubereiten
- Auf eine ruhige, entspannte Atmosphäre beim Essen achten

Geeignete Lebensmittel

- Reis, Weizen, Gerste, Hafer und deren Produkte
- Eier und Fleisch (besonders Wild und Geflügel)
- süße und herbe Gemüsesorten wie Sellerie, Spargel, Zucchini, Kürbis, Blumenkohl, Pilze, Paprika, Mangold, Chicorée, Endivien
- süße Früchte, alle Sorten, wie Bananen, Mangos, Birnen, Weintrauben, Kirschen, Pflaumen, Äpfel, auch Trockenfrüchte
- Nüsse und Samen, davon besonders Kokosnuß, Sonnenblumen- und Kürbiskerne

- Milchprodukte: Milch, Ghee, ungesalzene Butter, Sahne, Hüttenkäse, Frischkäse in kleinen Mengen
- natürliche Süßmittel wie Zuckerrohrgranulat, Apfel- und Birnendicksaft
- Öle und Fette: z. B. kaltgepreßte Öle wie Olivenöl, Sonnenblumenöl, Sojaöl
- Gewürze: süße Gewürze bevorzugen, scharfe sparsam verwenden; günstig sind Zimt, Kardamom, Koriander, Fenchel, Safran, Gelbwurz; Ingwer und Pfeffer nur in kleinen Mengen; reichlich frische Kräuter wie Petersilie, Dill, Koriandergrün, Pfefferminze

Weniger geeignete Lebensmittel

- Hirse, Roggen, ungeschälter Reis und ihre Produkte
- Rind- und Schweinefleisch, Meerestiere
- Rote Bete, Auberginen, Rettich, Radieschen, Tomaten, scharfe Paprika
- saure Früchte wie Zitrusfrüchte, saure Äpfel, saure Pflaumen
- Sauermilchprodukte wie Joghurt, Quark, Käse, Sauerrahm, Buttermilch
- Honig, Melasse
- Mandelöl, Sesamöl
- scharfe Gewürze in großen Mengen wie Pfeffer, Cayennepfeffer, Nelken, Kümmel, Bockshornkleesamen, Senfkörner, Zwiebeln, Knoblauch, Salz, Essig, Ketchup

Kapha-Typ

Der Kapha-Typ wird durch Nahrungsmittel am wenigsten beeinflußt. Doch auch er kann durch Ernährungsfehler die Tridosas aus dem Gleichgewicht bringen. Seine Ernährung sollte Kapha-beruhigend zusammengestellt sein.

- Keine zu großen Mengen essen
- Nicht zu süß und zu fett essen – macht träge
- Salz sehr sparsam verwenden – schwemmt das Gewebe auf
- Bitteres, Herbes (Zusammenziehendes) und Scharfes, Würziges bevorzugen; zügelt den Appetit und regt die Verdauung an
- Leichte Nahrungsmittel bevorzugen
- Die Speisen nur knapp durchkochen
- Frisches Obst und rohes Gemüse bevorzugen
- Warme, leichte, trockene Speisen, mit wenig Flüssigkeit bevorzugen
- Speisen mit wenig Fett zubereiten

Geeignete Lebensmittel

- alle Getreide wie Weizen, Roggen, Gerste, Hafer, Hirse, Mais, Buchweizen, Dinkel
- alle Hülsenfrüchte, mit Ausnahme von Sojaprodukten und weißen Bohnen
- Eier, Fleisch, Fisch, bes. Geflügel, Wild, Kalbfleisch
- Blattgemüse und besonders scharfe und bittere Gemüse wie Rettich, Radieschen, Auberginen, Rote Bete, Chicorée, Zwiebel, Knoblauch, Paprika, Spinat, Wirsing, Kohl, Blumenkohl, Blattsalate

- süße und saure Früchte wie Äpfel, Granatäpfel, Beeren, Birnen, Aprikosen, Pfirsiche, Kirschen, auch Trockenobst
- Nüsse und Samen: Sonnenblumen- und Kürbiskerne in kleinen Mengen
- Milchprodukte: Magermilch, Lassi, Ghee, Frischkäse in kleinen Mengen
- Süßmittel: Honig
- Öle und Fette: kaltgepreßte Öle in kleinen Mengen
- Gewürze: alle Gewürze, bes. scharfe wie Ingwer, Pfeffer, Nelken, Kardamom, Koriander; mit Salz sehr sparsam umgehen

Weniger geeignete Lebensmittel

- Reis, Weizen, Haferflocken in großen Mengen
- Sojaprodukte, z.B. Tofu
- Meerestiere, Rind- und Schweinefleisch
- Gurken, Zucchini, Kürbis, Tomaten
- sehr süße Früchte wie Bananen, süße Weintrauben, Feigen, Datteln, Ananas, Papayas
- Nüsse – alle Sorten, sind sehr fettreich
- Käse, fetter Quark, Sahne, Joghurt, Dickmilch
- alle Süßmittel, außer Honig, bes. weißer Zucker
- Öle und Fette – alle sehr sparsam verwenden, außer Ghee und Butter, keine tierischen Fette
- Salz

Die wichtigsten Nahrungsmittel aus den sechs Geschmacksgruppen

Der Geschmack süß

Ein Großteil der Grundnahrungsmittel fällt unter die Geschmacksrichtung süß. Dazu zählen die Getreidearten Weizen, Dinkel, Hafer, Gerste, Hirse, Mais und Reis, außerdem alle Knollenfrüchte wie Kartoffeln, Süßkartoffeln, Maniok, Sago und Yams. Auch Datteln, Fette, Nüsse und Milch gehören in diese Gruppe.

Weizen ist in Nordindien wichtiger als Reis, gleichzeitig ist er auch Grundnahrungsmittel in Europa. Um seine stärkenden Wirkungen voll auszunutzen, sollte er in Vollkornqualität und frisch gemahlen verwendet werden.

Tip:

> Weizenkeimlinge haben eine besonders beruhigende Wirkung auf Vata. Weizenschleim ist hilfreich bei Entzündungen im Magen-Darm-Bereich.

Hafer wirkt hervorragend gegen Vata-Leiden, er stärkt und beruhigt die Nerven.

Auch **Gerstenkörner** schmecken süßlich. Eine Gerstenschleimdiät hilft bei Magen- und Darmverstimmungen. Gerstenmalz wird zum Süßen verwendet und ist ein wirkungsvolles Stärkungsmittel.

In Milch gekochtes Gerstenmehl wirkt anregend auf die Milchdrüsensekretion.

Hirse wirkt erwärmend. Sie hat die Eigenschaften heiß und trocken und erregt Pitta.

Tip:

> Eine Hirse-Diät stärkt den Aufbau einer gesunden Darmflora.

Roggen ähnelt in seiner Zusammensetzung dem Weizen, enthält aber weniger Eiweiß und mehr Mineralstoffe. Er ist besonders für ältere Menschen empfehlenswert.

Reis, Hauptnahrungsmittel für einen Großteil der Weltbevölkerung, gibt es in zahlreichen Sorten. Vollwertiger Reis enthält noch das Silberhäutchen und ist nicht poliert. Er ist vitamin- und mineralstoffreich, wirkt kühlend und harntreibend und ausgleichend auf die Dosas.

Mais spielt in unserer Ernährung keine große Rolle. Er ist Hauptnahrungsmittel indianischer Völker. Wertvoll ist kaltgepreßtes Maiskeimöl.

Reife **Datteln** sind süß und energiespendend, nahrhaft und dabei leicht verdaulich.

Öle und **Fette** sind wichtige Energiespender. Empfehlenswerte Öle sind Sesam-, Erdnuß-,

Kokosnuß-, Sonnenblumen-, Maiskeim- und Olivenöl.

Ghee ist ein wichtiges Produkt der indischen Küche. Er wird aus Kuhmilch, Schafsmilch oder Ziegenmilch hergestellt. Ghee aus Kuhmilch wird am meisten geschätzt. Er ist süß, stärkend und gilt als Aphrodisiakum. Er wirkt harmonisierend auf alle drei Dosas.
Je älter Ghee ist, desto wertvoller ist er und wird als Heilmittel für vielerlei Beschwerden eingesetzt.
Ghee können Sie ganz einfach selbst herstellen. Wie es geht, lesen Sie auf S. 61.

Butter spielt in Indien keine große Rolle. Frische Butter gehört zur Geschmacksrichtung süß, ist im Nebengeschmack jedoch auch herb und sauer. Butter wirkt stärkend, kräftigt das Verdauungsfeuer und beruhigt Vata und Pitta.

Tip:

> Butter sollte immer so frisch wie möglich verwendet werden. Alte Butter wird alkalisch, scharf und sauer im Geschmack.

Nüsse und **Samen** sind wichtige Fett- und Eiweißlieferanten und sind auch „süß". Dazu gehören Walnuß, Haselnuß, Erdnuß, Mandel, Kokosnuß, Kastanie, Sesamsamen, Kürbiskerne, Sonnenblumenkerne etc.

Die verschiedenen **Zuckerarten**, gewonnen aus Zuckerrohr und Zuckerrübe, aus dem Ahornbaum und süßen Früchten, sind Energiespender.

Tip:

Bevorzugen Sie natürliche Zuckerarten, wie getrockneten Zuckerrohrsaft, auch als Zuckerrohrgranulat bezeichnet, Melasse, Ahornsirup und Apfel- oder Birnendicksaft. Letztere haben einen säuerlichen Nebengeschmack.

Raffinierter weißer Zucker spendet zwar Energie, enthält aber nicht mehr so viele Vitamine und Mineralstoffe.

Milch und süße **Milchprodukte** gehören auch zu den Grundnahrungsmitteln. Milch ist süß, wirkt kühlend, beruhigend und stärkend. Sie lindert Hitze, die durch tagsüber aufgenommene Nahrungsmittel entstanden ist. Deshalb ist es günstiger, sie abends zu trinken. Jedoch niemals mit salzigen und sauren Speisen zusammen.
Neben Kuhmilch sind auch Schafs-, Ziegen- und Stutenmilch empfehlenswert.

Tip:

Milch ist ein ideales Nahrungsmittel für Kinder, alte Menschen und Genesende.

Fleisch zählt durch seine stärkende, gewebeaufbauende Wirkung auch zum Geschmack süß. Es ist kraftspendend, aber schwer verdaulich.

Tip:

> Empfehlenswert, da leicht verdaulich, sind Fleischsuppe und -brühe.

Honig und **Hülsenfrüchte** zählen nicht zur Geschmacksgruppe süß. Honig, eigentlich der Inbegriff des süßen, hat im Ayurveda die dominierende Geschmacksrichtung herb. Er wirkt Kapha-reduzierend statt aufbauend.

Hülsenfrüchte enthalten zwar reichlich Kohlenhydrate und Eiweiß und sind stärkend in ihrer Wirkung, doch fördern sie Vata.

Der Geschmack sauer

Die größte Nahrungsmittelgruppe dieses Geschmacks sind Früchte. Ayurveda mißt ihnen eine wichtige Bedeutung für unsere Ernährung bei. Früchte sind eine wichtige Vitaminquelle.

Dazu zählen **Beerenfrüchte**, süße und saure Sorten, z. B. Stachelbeere, Johannisbeere, Erdbeere, Brombeere oder Himbeere.

Tip:

> Himbeersaft ist ein Stärkungsmittel, appetitanregend und erfrischend.

Mangos sind besonders empfehlenswert für ältere Menschen. Sie wirken Vata-reduzierend.

Granatäpfel gibt es in verschiedenen Sorten, süße und säuerliche. Saure verstärken den Speichelfluß. Süßer Granatapfelsaft ist ein kühlendes Getränk bei Hitze.

Zitrusfrüchte sind beliebte Vitaminspender. Zitrone und Limone wirken erfrischend, fördern Speichel- und Magensaftsekretion und helfen bei Fieber und Durchfall.

Tip:

> Zitronensaft mit Honig und etwas schwarzem Pfeffer hilft bei Schluckauf und Blähungen.

Hagebutten können als Tee und Marmelade zubereitet werden und sind ausgezeichnete Vitamin-C-Spender.

Sanddornsaft hilft bei grippalen Infekten, stärkt die Widerstandskraft und ist appetitanregend.

Zu den oxalsäurehaltigen Pflanzen zählen **Sauerampfer** und **Rhabarber.**

Merke:

Oxalsäurehaltige Pflanzen sollten nur in kleinen Mengen verzehrt werden.

Die äußerst delikaten, süß-säuerlichen **Tamarindenfrüchte** sind in Indien beliebt. Sie können als Paste oder Saft verwendet werden.

Tip:

Frischer Tamarindensaft ist hilfreich bei Fieber und Durchfall.

Sauermilchprodukte gehören ebenfalls zur Geschmacksgruppe sauer. Sauermilch und Joghurt sind wichtige Zutaten in der indischen Küche.

Der Geschmack salzig

Ayurveda unterscheidet verschiedene Salzarten, die unterschiedliche therapeutische Wirkungen haben.

Steinsalz wird in Salzbergwerken gewonnen. Es gilt als das beste Salz, wirkt auf alle drei Dosas beruhigend und regt die Verdauung an. Als Einziges unter den Salzen wirkt es kühlend. Auch in Europa spielte Steinsalz eine wichtige Rolle.

Meersalz wird durch Verdunsten von Meerwasser gewonnen. Es wirkt stark abführend und erzeugt als einziges Salz kein brennendes Gefühl. Es erregt Kapha und beruhigt Vata.

Erdsalz wird in Indien in alkalischem Lehm gefunden. Es wirkt appetitanregend, verdauungsfördernd und beruhigt Vata.
Salze haben die Eigenschaften fettig, heiß und scharf. Sie werden im Ayurveda auch für Massagen und Wärmetherapie verwendet. Auch als Abführ- und Brechmittel finden sie therapeutische Anwendung.

Der Geschmack scharf

Die scharfe Geschmacksrichtung ist überwiegend in den Gewürzen vertreten. Sie verbessern den Geschmack der Speisen, regen den Appetit an und fördern die Verdauung.
Die Ausgewogenheit der Nahrung wird durch den kulturellen Rahmen mitbestimmt. Für einen Europäer erscheint die indische Küche, die sich innerhalb spezieller klimatischer Bedingungen entwickelt hat, eher als zu scharf.

Folgende Pflanzen zählen zu den scharfen Gewürzen:

Pfeffer – ihn gibt es in verschiedenen Sorten. Zu den wichtigsten gehören schwarzer Pfeffer und

Langkornpfeffer. Pfeffer ist geeignet für Vata- und Kapha-Konstitutionen.

Tip:

> Warme Milch mit Zucker und einer Prise schwarzem Pfeffer hilft bei Schnupfen und Halsschmerzen.

Ingwer gibt es in frischer und getrockneter Form. Er wirkt erhitzend, regt Pitta aber nicht an, deshalb ist er für alle drei Konstitutionstypen gleichermaßen besonders gut geeignet.
Frischer Ingwer mit etwas Salz und Zitronensaft 15 Minuten vor dem Essen gekaut stärkt das Verdauungsfeuer.
Ingwerpaste mit Milch und Zucker gekocht hilft bei Erkältungen.

Tri-Katu ist eine Gewürzmischung aus den drei scharfen Gewürzen Ingwer, Langkornpfeffer und schwarzer Pfeffer. Tri-Katu wird zur Behandlung von Vata- und Kaphastörungen eingesetzt.

Asafoetida (Stinkasant) ist ein Gewürz der indischen Küche, bei uns auch als „Teufelsdreck" bekannt.

Indisches Zitronengras, auch Lemongras genannt, gibt es als Teekraut und ätherisches Öl. Es ist scharf und bitter.

Tip:

> Zitronengrastee wirkt schweißtreibend und fieberhemmend.

Melisse wird als nervenberuhigender und schweißtreibender Tee verwendet.

Senfsamen schmecken im Nebengeschmack leicht bitter. Sie helfen bei Vata- und Kapha-Leiden.

Meerrettichwurzel wirkt ähnlich wie Senfsamen.

Tip:

> Frisch gepreßter Meerrettichsaft mit Honig vermischt ist ein wirkungsvolles Mittel bei Bronchialerkrankungen.

Muskatnuß hilft bei niedrigem Blutdruck. **Macis** oder **Muskatblüte** nennt man den getrockneten Samenmantel der Muskatnuß.

Basilikum ist ein bewährtes Erkältungsmittel. In Indien gibt es eine Art, die nach Nelken riecht.

Oregano, Majoran, Rosmarin und **Thymian** zählen ebenfalls zu den scharfen Gewürzen. Sie helfen bei erhöhtem Fett- und Cholesterinspiegel, die zu den Kaphastörungen zählen.

Knoblauch enthält neben dem Geschmack scharf die Komponenten süß, salzig, bitter und herb. Er wird wegen seiner zahlreichen Heilwirkungen gerühmt.

Zwiebel schmeckt scharf und süß.

Kerbel wirkt antiseptisch, galle- und harntreibend.

Ysop, Dill und **Liebstöckel** zählen zur Geschmacksrichtung scharf.

Fenchel und **Kümmel** wirken erwärmend und windtreibend.

Chili sollte nur vorsichtig dosiert werden. Große Mengen können die Schleimhäute reizen.

Kamille beruhigt alle drei Dosas und wirkt krampflösend.

Der Geschmack bitter

Zur Geschmacksrichtung bitter gehören viele wildwachsende, auch giftige Pflanzen. Bei der Verwendung von allen bitteren Pflanzen ist im Gebrauch Vorsicht und genaue Kenntnis der Wirkungen notwendig.
Beispiele für in Europa bekannte Bittermittel sind:

Tausendgüldenkraut, Wegwarte, Löwenzahn, Brennessel, Bitterklee und **Gelber Enzian**.
Sie wirken appetitanregend, verbessern die Nahrungsverwertung und stärken den Körper.

Zu den Giftpflanzen zählen:

Schlafmohn, Tabak, Tollkirsche, Bittersüßer Nachtschatten, Fingerhut, Maiglöckchen und Oleander.
Diese Pflanzen können nur unter ärztlicher Kontrolle verwendet werden.

Bittere Gewürzpflanzen sind:

Gelbwurz, auch **Kurkuma** oder **Turmeric** genannt. Sie ist wesentlicher Bestandteil indischer Currymischungen, denen sie die typische gelbe Farbe verleiht. Im Nebengeschmack ist sie scharf und herb. Gelbwurz gilt als ausgezeichnetes Magenmittel.

Tip:

> Gelbwurz, vor dem Essen gekaut, stärkt das Verdauungsfeuer, es regt den Appetit an. Gelbwurzpulver mit heißer Milch vermischt hilft bei Erkältungskrankheiten.

Koriander, ebenfalls häufiger Bestandteil von Currymischungen, schmeckt auch etwas scharf, süß und herb. Er wirkt hitzelindernd bei Fieber.

Kalmus, auch deutscher Ingwer genannt, schmeckt bitter und scharf. Die Wurzel wird als Tee und Magenbitter verwendet.

Der Geschmack herb

In diese Geschmacksrichtung fallen zahlreiche Arzneisubstanzen, die reich an Gerbstoffen sind, wie z.B. **Eichenrinde**, **Hauswurz** oder die Blätter und Schalen des **Walnußbaumes**.
Walderdbeer-, **Brombeer-** und **Himbeerblätter** wirken, als Tee verabreicht, harntreibend und adstringierend.
Getrocknete **Heidelbeeren** helfen bei Durchfall.
Salbei ist sowohl Heilpflanze als auch Küchenkraut. Als Gurgelmittel hilft er bei Erkältungen.
Johanniskrauttee hat beruhigende Wirkung.

Honig setzt sich aus den Geschmackskomponenten süß und zusammenziehend zusammen. Er wirkt Kapha-reduzierend, kühlend und kraftspendend und ist ein vielseitiges Heilmittel.

Tips zur Harmonisierung der Dosas

Diese Empfehlungen gelten für Menschen mit einem gut funktionierenden Verdauungsfeuer.

Vata-beruhigende Ernährung (für Vata-Konstitutionen und bei Vata-Störungen)

Zu empfehlen sind:

- warme Speisen und Getränke
- reichhaltige, ölige Speisen
- Süßes, Saures und Salziges
- alle 4–5 Stunden kleine bis mittelgroße Mahlzeiten

Was Sie eher einschränken sollten:

- kalte, trockene, leichte Speisen
- gewichtsreduzierende und unregelmäßige Mahlzeiten
- Bitteres, Scharfes und Zusammenziehendes

Pitta-beruhigende Ernährung (für Pitta-Konstitutionen und bei Pitta-Störungen)

Zu empfehlen sind:

- kühle, reichhaltige Mahlzeiten und Getränke
- gehaltvolle, ölige Speisen in mäßigen Mengen
- Süßes, Bitteres und Herbes
- Salate

Was Sie eher einschränken sollten:

- heiße Mahlzeiten und Getränke
- leichte, trockene, unregelmäßige Mahlzeiten
- Scharfes, Saures und Salziges

Kapha-beruhigende Ernährung (für Kapha-Konstitutionen und bei Kapha-Störungen)

Zu empfehlen sind:

- warme Mahlzeiten und Getränke
- leichte, trockene Speisen
- appetitanregende Speisen
- Salate und Suppen
- Scharfes, Bitteres und Herbes

Was Sie eher einschränken sollten:

- kalte, schwere und reichhaltige Mahlzeiten
- zu üppige, ölige Gerichte
- Zwischenmahlzeiten
- Süßes, Saures und Salziges

Ernährung nach den Jahreszeiten

Im Ayurveda werden den verschiedenen Jahreszeiten die Energien der drei Dosas zugeordnet.
Ayurveda kennt sechs Jahreszeiten, die jeweils durch die Eigenschaften von Vata, Pitta und Kapha abgegrenzt sind. D. h. der Zyklus von Vata, Pitta und Kapha wiederholt sich zweimal.

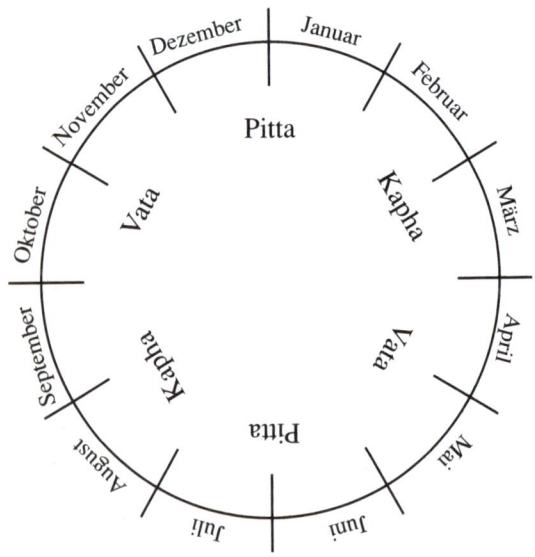

Mit dem Wechsel der Jahreszeiten verändert sich auch das Gleichgewicht in unserer Konstitution. Eine geschickte Anpassung der Ernährung hilft die jahreszeitlichen Übergänge gut zu überstehen.

Im Frühjahr ist die Zeit der Wende und Erneuerung. Zu Frühlingsanfang, im April, herrscht Vata. Überschüssiges Kapha und Stoffwechselschlacken aus der Winterperiode können zu Störungen, wie Frühjahrsmüdigkeit, Grippe und Erkältungen, führen. In der Übergangszeit April und Mai ist es deshalb sinnvoll, den Körper zu reinigen und das Immunsystem zu stärken.

Eine Kapha-verringernde Ernährung mit leicht bitteren Nahrungsmitteln ist jetzt richtig. Instinktiv wählen wir für Frühjahrskuren z. B. den bitteren Löwenzahn und zahlreiche andere frische, blutreinigende grüne Kräuter, die eine trockene und scharfe Wirkung haben. Schwere, fette, stark süße und saure Speisen sollten jetzt durch leichte Kost ersetzt werden.

Tip:

Im Frühjahr eine Kur mit Ingwertee machen. Stärkt die Verdauungsaktivität und entschlackt.

Den Sommermonaten Juni und Juli ist mit ihrer Hitze und Trockenheit die Energie Pitta zugeordnet. Jetzt ist es am besten, leichte, kühle, süße und feuchte Speisen und Getränke zuzubereiten. Milch und Milchprodukte, Tofu, süße Früchte, Reis und frische Salate sind ein guter Ausgleich für Pitta. Scharfe, saure, salzige, heiße und fettreiche Speisen sollten jetzt gemieden werden. Auch der Genuß von Alkohol ist wenig empfehlenswert.

In den heißen Monaten setzt der Körper als Ausgleich für die äußere Hitze das Verdauungsfeuer herab. Deshalb werden z. B. in heißen Ländern die Speisen stärker gewürzt, um die Verdauung anzuregen.

Tip:

> Im Sommer erfrischt kühlender Minztee.

Es ist besser, den Durst mit heißen Getränken (Wasser, Tee) als mit eisgekühlten zu löschen. Kalte Getränke bringen den Körper nämlich noch mehr zum Schwitzen.

In den Spätsommermonaten verstärkt sich wieder die Energie Kapha im Organismus. Günstig ist es, ab und zu einen Entschlackungstag mit Tees und heißen Suppen einzulegen. Es wird wieder Zeit, die Abwehrkräfte zu stärken.

Der Herbst ist mit Vata eine unruhige Zeit. Die Speisen sollten jetzt nahrhafter werden. Getreide, wie Gerste, Weizen und Reis, und warme Gemüsesuppen wirken wohltuend.

Tip:

Trinken Sie an feuchten Regen- und Nebeltagen
öfter heißen Tee mit Honig.

Im Winter verstärkt sich unser inneres Verdauungsfeuer, um uns vor Kälte zu schützen. Jetzt können
wir schwere Speisen vertragen. Es ist Zeit für
eiweißreiche Hülsenfruchtgerichte, heiße Eintöpfe,
Reis- und Hafergerichte, heiße Kräuter- und
Gewürztees und warme Milch. Achten Sie darauf,
die Speisen gut zu würzen, damit sich weniger
Schlackenstoffe ansammeln.

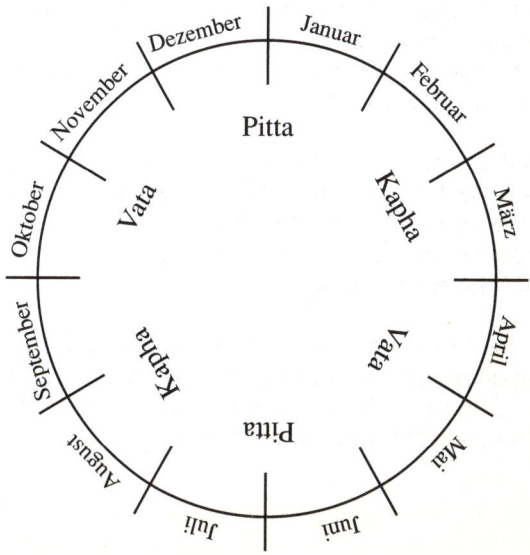

Küchengrundausstattung

Wenn Sie Geschmack an der ayurvedischen Küche finden und häufig ayurvedische Rezepte zubereiten, ist es hilfreich, folgende Grundausstattung an Zutaten im Vorrat zu haben:

Gewürze:
- Kreuzkümmel (ganz und gemahlen)
- scharfe Senfsamen
- Koriander (gemahlen)
- Fenchelsamen, Bockshornklee (gemahlen)
- Zimt (gemahlen)
- Kardamom (Kapseln und gemahlen)
- Gelbwurz (gemahlen)
- Curry, Cayennepfeffer
- Caram Masala, Asafoetida
- Safran, Nelken, Muskatnuß
- Chilischoten (frisch und getrocknet)
- frische Ingwerwurzel
- Knoblauch.

Kräuter:
- Petersilie oder Korianderkraut

Getreide:
- Basmati-Reis, Weizenvollkornmehl oder Mehl Type 1050

Hülsenfrüchte:
- Mungobohnen, Linsen

Milchprodukte:
- Frischmilch, Joghurt, Ghee oder geklärtes Butterschmalz oder Butter

Fette:
• kaltgepreßtes Sonnenblumenöl und Sesamöl

Nüsse und Samen:
• Cashewkerne, Mandeln, Sesam

Ayurvedische Rezepte

Ghee

Ghee ist ein aus Kuh- oder Büffelmilch hergestelltes Butterschmalz, das sehr lange haltbar ist.

Zutaten für 400 g Ghee:
500 g Butter

Zubereitung:
Die Butter in Stücke teilen und in einem Topf bei schwacher Hitze schmelzen lassen. Sie darf dabei nicht braun werden. Etwa 45 Minuten bei offenem Topf leicht kochen lassen, bis sich der Bodensatz goldbraun färbt und das Fett darüber ganz klar ist. Ein Sieb mit einem sauberen Mulltuch auslegen, das Fett dadurch in ein Gefäß gießen, abkühlen lassen.

Merke:

Ghee hält sich im ungekühlt, bei Zimmertemperatur aufbewahrt, zwei bis drei Monate. Durch den Kochvorgang verdampft der Wasseranteil der Butter und das Fett trennt sich von den Milchbestandteilen. Die Butter entwickelt dadurch einen angenehmen Nußgeschmack. Ghee ist ein ideales Fett für alle drei Konstitutionstypen und wirkt harmonisierend auf die Dosas.

Kokosnußmilch

Zutaten:
2 Tassen frische, geraspelte Kokosnuß

Zubereitung:
Die Kokosraspel in einer Schüssel mit 2 Tassen heißem Wasser übergießen und abkühlen lassen. Ein feines Sieb mit einem Mulltuch auslegen und über eine tiefe Schüssel hängen. Die eingeweichten Kokosraspel samt Flüssigkeit in das Sieb schütten, die Tuchenden zusammenfassen und die Milch kräftig auspressen, das Tuch dabei zusammendrehen. In dieser ersten Pressung wird die dicke Kokosmilch gewonnen. Für die zweite Pressung gibt man die ausgepreßten Kokosraspeln wieder in eine Schüssel, begießt sie mit 1 Tasse heißem Wasser und wiederholt den Preßvorgang.

Tip:

Die zweite Milch ist dünner und weniger aromatisch. Man kann sie anstelle von Brühe oder Wasser zum Kochen verwenden. Die erste Milch wird, ähnlich wie Sahne, zum Verfeinern und Mildern zum Schluß unter die Speisen gezogen. Kokosnußmilch wirkt beruhigend und stärkend.

Samosas

Zutaten:
250 g Mehl (Type 1050)
5 EL Sesamöl
1 gehäufter TL Salz
750 g Pellkartoffeln vom Vortag
1 Zwiebel
2,5 cm frische Ingwerwurzel
1 frische, grüne Chilischote
75 g Ghee
2 EL gehackte Petersilie
200 g grüne Erbsen (frisch oder tiefgekühlt)
1 TL Koriander (gemahlen)
1 TL Garam Masala
1 TL Kreuzkümmel (gemahlen)
1 Msp. Cayennepfeffer
1 Schuß Zitronensaft, Salz
Sesamöl zum Fritieren

Zubereitung:
Das Mehl in eine Schüssel sieben, mit 1/4 EL Öl und 1/2 TL Salz zerkrümeln, 4 EL Wasser zugeben und in etwa 10 Minuten einen festen Teig kneten. Mit dem restlichen Öl einstreichen und 30 Minuten ruhen lassen. Die Kartoffeln schälen und fein würfeln. Zwiebel und Ingwer schälen, fein reiben. Die Chilischote hacken. Das Ghee erhitzen, die Zwiebel darin goldbraun braten. Die Erbsen, den Ingwer und die Chilischote kurz mitbraten. Die Petersilie und 4 EL Wasser untermengen, dünsten lassen, bis die Erbsen weich sind. Öfter umrühren. Die Kartoffeln und die Gewürze zugeben, gut durchrühren und 4 Minuten köcheln lassen. Den Teig kurz durchkneten, in 8 Stücke teilen, mit einem Tuch abdecken.

8 Kugeln daraus formen, diese zu runden Fladen von je etwa 18 cm Durchmesser ausrollen. In der Mitte durchschneiden und die Teighälften zu Tüten formen. Die Ränder mit etwas Wasser bestreichen und zusammenkleben. In jede Tüte etwa 2 1/2 EL Füllung geben und die Ränder zusammendrücken. In einer tiefen Pfanne etwa 5 cm hoch Öl erhitzen. Die Teigtaschen darin unter mehrmaligem Wenden goldbraun braten. Auf Küchenkrepp abfetten lassen. Warm servieren.

Tip:

Reichen Sie Samosas als Vorspeise oder kleinen Imbiß mit frischen Salaten.

Kalte Joghurtsuppe

Zutaten:
600 g Joghurt
150 ml süße Sahne
450 ml kalte Hühnerbrühe (instant)
1/2 TL Kreuzkümmel (gemahlen)
1 EL frische, feingehackte Minze
1 Schuß Zitronensaft
Salz, Pfeffer aus der Mühle

Zubereitung:
Den Joghurt mit der Sahne und der Hühnerbrühe in einer Schüssel cremig rühren. Den Kreuzkümmel und die Minze unterziehen. Mit Zitronensaft, Salz und Pfeffer abschmecken.

Tip:

> Vor allem im Sommer ist kalte Joghurtsuppe ein kühlendes, erfrischendes Gericht. Besonders geeignet ist Trinkjoghurt, der in der Konsistenz flüssiger ist.

Linsendal

Zutaten:
1 Tasse rote Linsen
1 1/2 EL Ghee
2 TL brauner Zucker
1/2 TL Zimtpulver
1 TL Kurkuma
1/2 TL Kreuzkümmel (gemahlen)
Salz

Zubereitung:
Die Linsen waschen und in einem Sieb abtropfen lassen. Das Ghee in einem Topf erhitzen, den Zucker und die Linsen zugeben, kurz anrösten. Die Gewürze zufügen, 1/2 l Wasser aufgießen und die Linsen weich kochen. Mit etwas Salz abschmecken.

Tip:

> Linsendal ist ein nahrhaftes, Kapha-stärkendes Gericht, besonders geeignet für kalte Wintertage.

Mungdal

Zutaten:
250 g halbierte Mungobohnen
1 1/2 EL Ghee
1 TL schwarze Senfkörner
1 TL Kreuzkümmelsamen
1 TL Amchur
1 TL Ingwerpulver
1 TL Kurkuma (gemahlen)
1 knapper TL Zimtpulver
1 frische grüne Chilischote
Salz
brauner Zucker

Zubereitung:
Die Mungobohnen über Nacht in Wasser einweichen. Am nächsten Tag das Ghee in einem Topf erhitzen, die Gewürze darin anrösten. Die abgetropften Mungobohnen und 1/2 l heißes Wasser zugeben, alles 30 Minuten köcheln lassen. Zum Schluß mit etwas Salz und Zucker pikant abschmecken.

Tip:

Indische Zutaten sind heute leicht erhältlich:

Mungobohnen erhalten Sie in Naturkostläden, Reformhäusern, Asienläden und großen Kaufhäusern. Viele Gewürze kann man in der Apotheke besorgen.

Zitronenreis

Zutaten:
350 g Langkornreis
Salz
2 Chilischoten
40 g Ghee oder 2 EL Sesamöl
3 EL gehackte Cashewnüsse
1 Peperoni
1 EL Ingwerwurzel (frisch gerieben)
2 EL Kokosraspel
1 TL Senfkörner
1/4 TL Kurkuma
2 Nelken
1 Bd. Petersilie
Saft von 2–3 Zitronen

Zubereitung:
Den Reis gründlich waschen und gut abtropfen lassen. Mit 4 Tassen Salzwasser zum Kochen bringen und zugedeckt bei schwacher Hitze in 25 Minuten ausquellen lassen. Die Chilischoten entkernen und in dünne Ringe schneiden. Das Fett erhitzen, die Cashewnüsse, die Peperoni, die Ingwerwurzel und die Kokosraspel dazugeben und unter Rühren hellbraun rösten. Die Senfkörner, den Kurkuma und die Nelken hinzufügen und so lange rühren, bis die Senfkörner platzen. Den fertigen Reis vorsichtig unterheben. Die Petersilie waschen und fein hacken. Unter den Reis mischen. Den Reis mit dem Zitronensaft beträufeln und mit einer Gabel auflockern. Noch 5 Minuten am Herd ziehen lassen.
Pikante Pickles und Chutneys mit Joghurtsauce dazu servieren

Hähnchen in Joghurtsauce

Zutaten:

etwa 6 cm frische Ingwerwurzel
1 TL Zimtpulver
1 TL Nelkenpulver
1 TL Kardamompulver
1/2 TL schwarzer Pfeffer, Salz
3 Hühnerbrustfilets (je 200 g)
300 g Joghurt
3–4 Knoblauchzehen
4 Zwiebeln
80–100 g Ghee oder geklärtes Butterschmalz

Zubereitung:

Die Ingwerwurzel schälen und frisch reiben. Mit dem Zimtpulver, dem Nelkenpulver, dem Kardamompulver, dem Pfeffer und etwas Salz in einem Teller mischen und mit 3 EL Wasser zu einer Paste verrühren.Die Hühnerteile halbieren und die Haut abziehen. Rundherum mit der Gewürzpaste überziehen und beiseite stellen. Den Joghurt cremig rühren. Die Knoblauchzehen schälen und durch die Presse drücken. Unter den Joghurt rühren. Die Zwiebeln schälen und fein hacken. Das Fett in einem Topf zerlassen, die Zwiebeln darin goldgelb braten. Aus dem Fett nehmen und abtropfen lassen. Die Hühnerteile im Fett rundherum anbraten, den Joghurt löffelweise dazugeben. Die Fleischteile unter häufigem Wenden braten, bis die Sauce etwas eingedickt ist. Zugedeckt bei schwacher Hitze etwa 20 Minuten schmoren lassen. Kurz vor Ende der Garzeit die Zwiebeln in die Sauce rühren. Als Beilage Safranreis, Chapatis, Salat, Mango-Chutney und Möhren-Pickles dazu reichen.

Garnelen in Kokosmilch

Zutaten:
500 g Garnelen
Salz
2 Zwiebeln
2 Knoblauchzehen
1 milde, grüne Chilischote
4 Tomaten
40 g Ghee
1 EL Koriander, gemahlen
1 TL Kreuzkümmel, gemahlen
1 TL Kurkuma
1 TL Mohnsamen
1/4 l Kokosnußmilch
2 EL Tamarindenmus
1 Schuß Sahne

Zubereitung:
Die Garnelen leicht salzen. Die Zwiebeln und die Knoblauchzehen schälen und fein hacken. Die Chilischote entkernen und fein hacken. Die Tomaten überbrühen, häuten, vom Stielansatz befreien und würfeln. Das Ghee in einem Topf zerlassen, die Zwiebeln und die Knoblauchzehen darin goldbraun braten. Die Tomaten hinzufügen und kurz anbraten. Die Chilischote, den Koriander, den Kreuzkümmel, den Kurkuma und die Mohnsamen unter Rühren 3 Minuten anbraten. Mit der Kokosnußmilch aufgießen und aufkochen lassen. Das Tamarindenmus einrühren. Die Garnelen einlegen und 10 Minuten ziehen lassen. Die Sauce mit der Sahne verfeinern, kurz durchrühren und nochmals kurz ziehen lassen.

Safranreis

Zutaten:
200 g Langkornreis
1/2 TL Safranfäden
50 g Ghee
1 Zimtstange
3 Nelken
1 Zwiebel
1 TL brauner Zucker
knapp 1 TL Salz
1 Msp. Kardamom

Zubereitung:
Den Reis gut waschen und abtropfen lassen. Den Safran mit 1 1/2 EL kochendem Wasser übergießen, 10 Minuten ziehen lassen. Das Ghee in einem Topf schmelzen, die Zimtstange und die Nelken darin anbraten. Die Zwiebel schälen, fein hacken, im Fett goldbraun braten. Den Reis zugeben, unter Rühren 5 Minuten mitbraten. Mit 1 l kochendem Wasser aufgießen, Zucker, Salz und Kardamom zugeben und alles zum Kochen bringen. Den Safran einrühren. Zugedeckt bei schwacher Hitze etwa 25 Minuten dünsten, bis alle Flüssigkeit aufgesogen ist und der Reis ausgequollen ist aber noch biß hat. Als Beilage zu Fleisch oder Gemüsegerichten servieren.

Tip:

Reisgerichte wirken ausgleichend auf alle drei Dosas.

Früchte-Chutney

Zutaten:
500 g säuerliche Äpfel
100 g getrocknete Aprikosen
100 g getrocknete Pfirsiche
50 g Sultaninen
4–5 Knoblauchzehen
4,5 cm frische Ingwerwurzel
400 ml Weißweinessig
400 g brauner Zucker
1/2 TL Cayennepfeffer, 2 TL Salz

Zubereitung:
Die Äpfel schälen, entkernen und grob hacken. Die
Aprikosen und die Pfirsiche kleinschneiden. Äpfel
und Trockenfrüchte in einem großen Topf mischen.
Die Knoblauchzehen schälen und in den Topf pressen. Den Ingwer schälen, fein reiben und untermischen. Essig, Zucker, Cayennepfeffer und Salz
unterrühren. Zum Kochen bringen und unter
Rühren etwa 30 Minuten köcheln lassen. Zum
Schluß die Hitze reduzieren. Die Konsistenz soll
marmeladenähnlich werden. Auskühlen lassen, in
Marmeladengläser füllen, gut verschließen und kühl
aufbewahren.

Tip:

Für die meisten Chutney-Gerichte gilt:
Chutney wird in kleinen Mengen als pikante
Beilage zu Huhn-, Gemüse- und Reisgerichten
gereicht. In ihm sind die Geschmacksrichtungen
süß, sauer, salzig und scharf vertreten.

Ingwer-Chutney

Zutaten:
1/8 l frischer Zitronensaft
1 Tasse frische Ingwerwurzel (grob zerkleinert)
80 g Sultaninen
8 Knoblauchzehen
2 TL Salz

Zubereitung:
Den Zitronensaft, den Ingwer und die Sultaninen in den Mixer füllen. Die Knoblauchzehen schälen, fein hacken und dazugeben. Mit dem Salz zu einer Paste mischen. Frisch servieren oder in ein Glas füllen und fest verschließen. Hält sich im Kühlschrank 2 Tage frisch.

Bananen-Chutney

Zutaten:
1 walnußgroßes Stück Tamarinde
6 reife Bananen
6 EL brauner Zucker
1 TL Chilipulver
1 TL schwarzer Pfeffer
1/2 Muskatnuß
2 1/2 TL Zimtpulver
1/2 TL Ingwerpulver

Zubereitung:
Die Tamarinde über Nacht mit 6 EL lauwarmem Wasser einweichen. Am nächsten Tag die Bananen schälen und pürieren. Die Tamarinde durch ein Sieb zu den Bananen gießen. Den Zucker einrühren.

Jedes Gewürz einzeln, nacheinander unterrühren: das Chilipulver, den schwarzen Pfeffer, die geriebene Muskatnuß, das Zimtpulver und das Ingwerpulver. Das Chutney möglichst frisch servieren.

Chilidatteln

Zutaten:
150 g getrocknete Datteln
50 g Tamarinde
3 getrocknete Chilischoten
250 g brauner Zucker
Chilipulver, Salz
50 g gehackte Mandeln

Zubereitung:
Die Datteln entkernen. Die Tamarinde 1 Stunde in einer Tasse mit heißem Wasser einweichen. Den Tamarindensaft durch ein Sieb gießen, und die Tamarinde zwischen den Fingern auspressen. Mit den Chilischoten, dem Zucker, 1 Msp. Chilipulver und etwas Salz aufkochen lassen und 5–10 Minuten köcheln lassen. Die Datteln und die Mandeln hinzufügen und etwas weiterköcheln lassen, bis die Masse eingedickt ist. In ein Einmachglas oder einen Steinguttopf füllen und gut verschließen. So aufbewahrt halten sich die Datteln wochenlang.

Gurken-Raita

Zutaten:
600 g cremiger Joghurt
1/2 Gurke

2 EL feingehackte Minze
1/2 TL Kreuzkümmelpulver (geröstet)
1 Msp. Cayennepfeffer
Salz, Pfeffer aus der Mühle

Zubereitung:
Den Joghurt mit dem Schneebesen verrühren. Die
Gurke schälen und grob in den Joghurt raspeln, mit
den Gewürzen pikant abschmecken.

Tip:

Gurken-Raita ist ein kühlendes, erfrischendes
Gericht, besonders geeignet für heiße Tage und
Pitta-Konstitutionen. Servieren Sie dazu Weiß-
brot oder Chapatis.

Möhren-Halwa

Zutaten:
500 g zarte Möhren
3/4 l Milch
8 Kardamomkapseln
5 EL Öl
5 EL brauner Zucker
2 EL Sultaninen
1 EL geschälte Mandeln
200 ml süße Sahne

Zubereitung:
Die Möhren schälen und fein reiben. Mit der Milch
und dem Kardamom zum Kochen bringen, bei

schwacher Hitze 30 Minuten köcheln lassen, dabei öfter umrühren. Die Flüssigkeit muß restlos verdampft sein. Das Öl in einer Pfanne erhitzen, die Möhren darin 15 Minuten dünsten. Den Zucker und die Sultaninen untermischen. Die Mandeln hacken und zugeben. Noch etwas weiterrühren, die Kardamomkapseln entfernen. Mit Sahne übergossen servieren.

Grießhalva

Zutaten:
250 g brauner Zucker
80 g Ghee oder geklärtes Butterschmalz
250 g Weizengrieß
3 EL frische, geraspelte Kokosnuß
1 EL Mandelblättchen
1 TL Kardamom, gemahlen
1 EL ungesalzene Pistazien

Zubereitung:
Den Zucker mit 1 Tasse Wasser in einem Topf unter ständigem Rühren aufkochen lassen und in etwa 20 Minuten zu einem Sirup einköcheln lassen. In einem zweiten Topf 20 g Ghee oder Butterschmalz zerlassen und den Grieß unter Rühren darin zu goldgelber Farbe rösten. Den Zuckersirup, die Kokosraspel, die Mandelblättchen und den Kardamom unterrühren. Bei sanfter Hitze unter Rühren zu einer festen Masse einkochen. Das übrige Ghee oder Butterschmalz löffelweise einrühren, bis sich die Masse vom Topfboden löst. Dann die Masse auf einen großen Teller geben und glattstreichen. Pistazien darüber streuen.

Milchpudding

Zutaten:
1 l Milch
3 EL Reisstärke (ersatzweise Maisstärke)
100 g Zucker
1 1/2 EL Rosenwasser
20 g Ghee
1 EL Mandelblättchen
1 EL ungesalzene Pistazien

Zubereitung:
Die Milch in einem großen Topf aufkochen lassen, dabei öfter umrühren. Bei mittlerer Hitze etwa 30 Minuten einköcheln lassen, dabei immer wieder umrühren. Die Reisstärke nach und nach einrühren und den Zucker dazugeben. 10 Minuten unter Rühren weiterköcheln lassen. Den Topf vom Feuer nehmen und das Rosenwasser einrühren. Die Masse in eine flache Auflaufform füllen und die Oberfläche glattstreichen. Das Ghee in einer Pfanne erhitzen und die Mandelblättchen unter Wenden darin goldbraun rösten. Aus der Pfanne nehmen. Im verbliebenen Fett die Pistazien kurz rösten und zu den Mandeln geben. Mandeln und Pistazien mischen und über den Pudding streuen. Den Pudding mindestens 4 Stunden in den Kühlschrank stellen. Mit Klarsichtfolie abdecken.

Joghurtcreme

Zutaten:
750 g fester Joghurt
6 Safranfäden

1 1/2 EL süße Sahne
1 EL Rosenwasser
1 Msp. Kardamom, gemahlen
40 g geschälte Mandeln
75 g Puderzucker
Pistazien zum Bestreuen

Zubereitung:

Den Joghurt in eine Schüssel füllen, eventuell vorhandene Molke abgießen. Die Safranfäden in einer kleinen Pfanne bei schwacher Hitze trocken rösten und mit der Rückseite eines Löffels zerdrücken. Die Sahne unterrühren, leicht erwärmen, dann die Pfanne vom Feuer nehmen. In die abgekühlte Safransahne das Rosenwasser rühren. Den Kardamom, die Mandeln, den Puderzucker und die Safransahne unterrühren. Die Creme mit reichlich Pistazien bestreuen. Vor dem Servieren kühl stellen.

Lassi

Zutaten:

250 g Joghurt
Ingwer, Kardamom und Honig nach Geschmack

Zubereitung:

Den Joghurt mit den Gewürzen und etwas flüssigem Honig cremig rühren. Dies geht am besten mit einem Schneebesen. Unter ständigem Rühren 1/2–3/4 l Wasser zugießen. In Gläser füllen und servieren.
Schmeckt gut, wenn es in einem gekühlten Krug serviert wird.

Tip:

> Lassi ist am bekömmlichsten bei Zimmertempe-
> ratur. Es ist appetitanregend, stärkt das Verdau-
> ungsfeuer und wirkt ausgleichend auf die Dosas.
> Es kann nach Belieben mit anderen Gewürzen
> abgeschmeckt werden, auch salzig, z.B. mit 1 TL
> gemahlenem Kreuzkümmel und 1 TL Salz. Trin-
> ken Sie es in kleinen Schlucken zum Mittagessen
> oder danach.

Chai

Zutaten:
je 1/2 TL Zimt, Nelken, Ingwer und Kardamom
(gemahlen)
3 TL schwarzer Tee (Assam)
1/2 l Milch, brauner Zucker nach Geschmack

Zubereitung:
Die Gewürze mit 1/2 l Wasser zum Kochen bringen
und 15 Minuten köcheln lassen, den Schwarztee
zugeben, vom Feuer ziehen und 4 Minuten ziehen
lassen. Milch und Zucker zugeben, nochmals aufkochen und kurz ziehen lassen. Durch ein Sieb
gießen und heiß servieren.

Ingwer-Zitronengetränk

Zutaten:
Saft von 2 Zitronen, 2 TL frisch geraspelte Ingwer-
wurzel, brauner Zucker nach Geschmack

Zubereitung:

Den Zitronensaft mit dem Ingwer mischen, 4 Gläser heißes Wasser aufgießen, mit Zucker abschmek-ken. Etwas ziehen lassen und durch ein Sieb gießen.

Tip:

Das Ingwer-Zitronengetränk ist erfrischend und entschlackt. Man kann es in eine Thermosflasche füllen und über den Tag verteilt trinken.

Chapati

Zutaten:
250 g Weizenmehl (Type 1050)
1/2 TL Salz

Zubereitung:

Das Mehl in eine Schüssel sieben, das Salz unter-mischen. Nach und nach etwa 160 ml Wasser zuge-ben und mit den Händen einen glatten, weichen Teig herstellen. Den Teig etwa 15 Minuten kneten, zu einer Kugel formen und mit einem feuchten Tuch bedeckt 30 Minuten ruhen lassen. Eine gußeiserne Pfanne 10 Minuten bei Mittelhitze erwärmen, dann die Hitze reduzieren. Den Teig nochmals durchkne-ten, in 10 Stücke teilen und zu Kugeln formen. Auf bemehlter Arbeitsfläche in Pfannengröße ausrollen. Das Mehl von den Fladen abschütteln, indem man sie von einer Hand in die andere schlägt. Die Fladen nacheinander auf jeder Seite etwa 1 Minute bei schwacher Hitze backen. Sie sind fertig, wenn sie leicht gebräunt sind. Die fertigen Fladen in ein Tuch schlagen und im Ofen warm halten.

Tip:

Chapatis werden zu den Mahlzeiten als Beilage gereicht. Sie helfen die Schärfe indischer Gerichte zu neutralisieren.

Ayurvedische Heilpflanzen und Gewürze

Heilpflanzen im Ayurveda

Ayurveda enthält eine hochentwickelte Arzneimittel-
lehre. Ein Großteil der Arzneimittel ist pflanzlicher
Herkunft. Jede Pflanze verfügt über Heilkräfte und
beeinflußt die Tridosas. Die Heilpflanzen werden,
ähnlich wie die Nahrungsmittel, nach ihrem Geschmack, den Grundbausteinen, ihren erhitzenden
und kühlenden Wirkungen u.a.m. klassifiziert.
Prabhava nennt man die „besondere Wirkung" jeder
Heilpflanze, die deren Einmaligkeit beschreibt.
Ayurveda empfiehlt, möglichst die Heilpflanzen des
eigenen Landes zu verwenden. Leider gibt es keine
vollständige Klassifizierung unserer einheimischen
Pflanzen nach dem ayurvedischen System. Ayurvedische Heilpflanzenpräparate, die bei uns erhältlich sind, enthalten deshalb indische Pflanzen.
Nachfolgend finden Sie eine Auswahl an Heilpflanzen und Gewürzen, die auch bei uns über Apothe-
ken, Drogerien, Reformhäuser, Naturkostläden
oder die gängigen Kaufhäuser erhältlich sind.

Tip:

Heilpflanzen und Gewürze sollten innerhalb
eines Jahres verbraucht werden. Man bewahrt
sie am besten dunkel, kühl und trocken auf.

Alant

Die scharf und bitter schmeckende Droge wird als
Heilkraut und Gewürz verwendet. Angeboten wird

vor allem die getrocknete, zerkleinerte Wurzel. Alant wirkt auswurffördernd, hustenlindernd, stärkt die Lunge, wirkt beruhigend auf das Verdauungssystem und die weiblichen Geschlechtsorgane. Alant hilft überschüssiges Kapha abzubauen.

Tip:

> Mit der kandierten Wurzel können Sie Süßspeisen würzen.

Aloe Vera

Aloe Vera bedeutet „junges Mädchen", da man ihr eine verjüngende Wirkung auf den weiblichen Körper zuschreibt. Sie enthält die Geschmackskomponenten bitter, herb, scharf und süß.
Äußerlich angewendet lindert Aloe-Vera-Saft Sonnenbrand, fördert die Wundheilung, ist keimtötend und wird gerne kosmetischen Produkten zugesetzt. Innerlich angewendet, als Pulver oder Gel, wirkt sie stärkend auf den Verdauungstrakt und die Gebärmutter; sie stärkt das Agni, ist ein Leber- und Milztonikum, fördert die Sehkraft und wirkt verjüngend. Aloe Vera wirkt ausgleichend auf die Dosas und vermindert Pitta. Bei Schwangerschaft und Gebärmutterblutungen sollte sie nicht angewendet werden.
Vorsicht bei der Verwendung des Pulvers! Es wirkt stark abführend und sollte keinesfalls regelmäßig verwendet werden.

Tip:

---

2 Teelöffel Aloe Vera-Gel mit einer Prise Gelbwurz verrührt, dreimal täglich mit etwas Apfelsaft
verdünnt, als Tonikum einnehmen.

Amalaki

Der Amlabaum gehört zu den ältesten Heilpflanzen
in Ayurveda. Er wächst in tropischen, subtropischen
und gemäßigten Klimazonen. Seine Früchte
schmecken süß, sauer, scharf, bitter und adstringierend. Sie wirken kräftigend, nährend und stärken die Sehkraft. Eine besondere Bedeutung haben
sie als Bestandteil der Tri-Phala, der „drei Früchte".
Diese sind eine Heilmischung aus den Früchten
Amalaki, Haritaki und Bibhitaki, in getrockneter, pul-
verisierter Form. Sie helfen bei Störungen aller drei
Dosas, besonders bei Kapha- und Pitta-Störungen.
Die Amla-Frucht hat eine süße, kühlende Grund-
wirkung. Sie wirkt leicht abführend und hilft bei
Pitta-Leiden. Die getrockneten Früchte sind hilfreich
bei Durchfall.

Asafoetida

Asafoetida ist der getrocknete, rotbraune Milchsaft
aus den Wurzeln der Ferula-Pflanze. Es wird auch
als Pulver angeboten. Sein beißender Geruch erinnert stark an Knoblauch, verschwindet aber beim
Kochen. Als Gewürz hilft Asafoetida bei Übelkeit,
Durchfall und Blähungen. Es stärkt das Verdau-

ungsfeuer und ist ein wirksames Würzmittel. Es wirkt beruhigend auf Vata. Aufgrund seiner Intensität sollte es nur in sehr kleinen Mengen verwendet werden. Es wird gerne mit Ingwer, Kardamom und Steinsalz gemischt verwendet. Wegen seines intensiven Geruchs sollte es luftdicht verschlossen aufbewahrt werden.

Tip:

1/4 Msp. Asafoetida in ein Glas heißes, 10 Minuten abgekochtes Wasser geben, schlückchenweise trinken. Stärkt die Darmflora!

Baldrian

Die bitter, süß, zusammenziehend und scharf schmeckende Wurzel ist eine einheimische Heilpflanze. Sie hilft bei Nervosität, Schwindel, Ohnmacht, Schlaflosigkeit, Herzklopfen, Menstruationskrämpfen, Blähungen und Koliken. Baldrian wirkt beruhigend auf ein gestörtes Vata. Er wird als Abkochung oder als Pulver verwendet. Besonders günstig ist Baldrian mit Kalmus gemischt, da Kalmus die schweren, „erdigen" Anteile von Baldrian ausgleicht.

Tip:

1–2 Teelöffel Baldrianpulver in warmem Wasser gelöst ist ein natürliches Schlafmittel.

Basilikum

Basilikum ist eine uralte indische Heilpflanze, die ebenso in einheimischen Gärten wächst. Die leicht scharf schmeckenden Blätter sollten immer frisch verwendet werden, als Gewürz in der Küche oder als Heilpflanze. Basilikum wirkt harntreibend, fiebersenkend und antibakteriell. Es schärft die Sinne und erhöht die Gedächtnisleistung. Es reguliert Kapha und Vata, indem es Überschüssiges beseitigt.

Tip:

> Tee aus frischem Basilikumkraut, mit etwas Honig gesüßt, hilft bei Erkältungen.

Bibhitaki

Bibhitaki sind braune Früchte eines großen Baumes mit zusammenziehendem, herbem Geschmack. Sie wirken stärkend, helfen bei Verstopfung, Koliken und Schwangerschaftserbrechen und stärken die Sehkraft. Bibhitaki wirkt beruhigend auf alle drei Dosas und ist Bestandteil der Tri-Phala.

Bockshornklee

Verwendet werden die bitter, scharf und süß schmeckenden Samen. Als verdauungsförderndes Gewürz würzen sie indische Currygerichte, können auch gekeimt als Sprossen verwendet werden. Heilend und stärkend wirken sie besonders bei Schwächezuständen und in der Rekonvaleszenz, auf das Nervensystem, die Atemwege und das Genitalsystem. Mit Baldrian kombiniert sind sie ein gutes Nerventonikum. Äußerlich als Paste angewendet fördern sie die Heilung von Furunkeln und Abszessen.

Tip:

> Als Tonikum 1 Eßlöffel pulverisierte Samen in 1 Tasse Milch verrührt, täglich einnehmen. Brei aus den Samen fördert die Milchbildung.

Cayennepfeffer

Wie schwarzer Pfeffer wirkt der rote Cayennepfeffer, auch Chilipfeffer genannt, durch seine Schärfe. Botanisch hat er mit diesem allerdings nichts zu tun. Er wird aus reifen, getrockneten Chilischoten gewonnen. Er wirkt stark verdauungs- und kreislaufanregend, stärkt Agni, beseitigt Ama und vertreibt innere Kälte. Auch steigert er die Wirkung vieler anderer Pflanzen. Cayennepfeffer gilt als das schärfste aller Gewürze und sollte vorsichtig verwendet werden. Da er schleimhautreizend ist, kann er entzündliche Prozesse fördern und darf nicht bei Entzündungen des Magen-Darm-Traktes verwendet werden.
Cayennepfeffer ist Bestandteil des Currypulvers, der indonesischen Chilisauce und der Tabascosauce.

Tip:

> Frische grüne Chilischoten sind in kleinen Mengen ein köstlicher Pizzabelag.

Eibisch

Der einheimische Eibisch ist eine stark schleimhaltige Pflanze, von der die Wurzel verwendet wird. Eibisch gilt als nährendes Tonikum, ist reizlindernd, harmonisierend, entzündungswidrig und wirkt beruhigend auf Haut und Schleimhäute. Ein zu hoher Gebrauch kann Kapha vermehren. Äußerlich wird er als Umschlag bei Entzündungen und Infektionen verwendet.

Tip:

> Eibisch in Milch gekocht, mit einer Spur Ingwer, wirkt als Verjüngungsmittel.

Enzian

Enzian gehört zu den klassischen Bitterpflanzen; verwendet wird die Pflanzenwurzel. Er hilft bei Magen-Darm-Geschwüren, baut Stoffwechselgifte bei Fieber und entzündlichen Prozessen ab, wirkt regulierend auf Milz und Leber und heilt Geschwüre und Infektionen im Genitalbereich. Auf Pitta und Kapha wirkt er reduzierend, Vata verstärkt er; weshalb er bei Schwächezuständen und Nervosität nicht verwendet werden sollte. Zubereitet wird Enzian als Wurzelabkochung oder Pulver.

Fenchelsamen

Fenchel ist eine allgemeine Heilpflanze, die sich für alle Konstitutionen eignet. Die Samen schmecken süß-aromatisch, mit einem leicht scharfen Beigeschmack. Sie sind ein hervorragendes Heilmittel für Verdauungsstörungen, stärken Agni, ohne dabei Pitta zu erhöhen. Sie wirken krampflösend, vertreiben Blähungen und lindern Koliken. Besonders für Kinder und ältere Menschen sind sie eine ideale Verdauungshilfe. Auch sind sie hustenlindernd und -lösend.
Fenchelsamen können als Tee zubereitet oder als Pulver eingenommen werden. Sie werden auch gerne mit Kreuzkümmel und Koriander gemischt. In der Küche sind sie ein beliebtes Gewürz für Brot, Gebäck oder Fischcurries.

Tip:

> Nach der Mahlzeit einige geröstete Fenchelsamen kauen. Fördert die Verdauung.

Gelbholzbaum

Die scharf und bitter schmeckende Heilpflanze, von der Samen und Rinde verwendet werden, wirkt

giftabbauend, durchblutungsfördernd, krampflösend und blutreinigend. Sie wird bei Verdauungs-
schwäche, chronischer Unterkühlung, Arthritis und
Rheuma, bei Hautkrankheiten und Würmern verwendet.
Sie regt Pitta an und verringert Vata und Kapha. Bei
akut entzündlichen Erkrankungen des Magen-
Darm-Traktes und in der Schwangerschaft sollte sie
nicht eingesetzt werden.

Gelbwurz

Gelbwurz heißt auch Kurkuma oder indischer
Safran. Die Pflanze bildet ähnlich wie Ingwer knolli-
ge Wurzelstöcke, die ganz oder als leuchtend gel-
bes Pulver angeboten werden. Gelbwurz ist ein
gesundes Gewürz. Es stärkt die Verdauung, die
Darmflora und den Stoffwechsel, reinigt und erwärmt das Blut, regt die Blutbildung und die
Galleproduktion an. Auch ist es ein natürliches Anti-
biotikum.
Äußerlich wird Gelbwurz bei Prellungen und
Zerrungen angewendet. Es wirkt Kapha-reduzierend und Vata- und Pitta-fördernd.
Verwendet wird Gelbwurz als Aufguß, Abkochung
(auch in Milch) und Pulver. Bei bestehender
Schwangerschaft nicht verwenden.

Tip:

> Wasser mit Zusatz von Gelbwurz dient als
> Reinigungs- und Desinfektionsmittel.

Galgant

Der rotbraune Wurzelstock der Pflanze wird als Gewürz verwendet. Neben dem „Echten Galgant" gibt es den „Großen Galgant", der weniger aromatisch ist. Der ingwerähnlich brennende, bitter-süße Geschmack prägt u.a. das Aroma von Currymischungen mit und würzt Süßspeisen, Salate, Fisch und Wildbret. Galgant wird auch in diversen Magenbittern verarbeitet.

Tip:

Galganttee, eine halbe Stunde vor dem Essen getrunken, hilft bei Appetitlosigkeit und Magenbeschwerden.

Granatapfel

Es gibt süße und saure Granatäpfel. Im Nebengeschmack sind sie herb und bitter. Es werden die Fruchtschale, die Wurzelrinde und die Früchte verwendet. Die Wurzelrinde hilft gegen Würmer, die Fruchtschale wirkt entzündungswidrig auf die Schleimhäute, z.B. bei Halsschmerzen. Äußerlich aufgetragene Paste wird bei Geschwüren und Hämorrhoiden verwendet. Der Saft aus den Früchten wirkt verdauungsfördernd und als Tonikum.
Süße Granatäpfel wirken ausgleichend und stärkend auf alle drei Dosas, saure können Pitta verstärken.

Haritaki

Haritaki ist auch in der tibetischen Medizin eine geschätzte Heilpflanze. Die Frucht schmeckt süß, sauer, bitter, zusammenziehend und scharf. Sie ist ein ausgezeichnetes Stärkungs- und Verjüngungsmittel und wirkt ausgleichend auf alle drei Dosas.
Haritaki regt die Verdauungsenzyme an, reinigt die Körperkanäle, beseitigt Ama und wirkt als leichtes Abführmittel.
Der Genuß der Früchte wird das ganze Jahr über empfohlen; im Winter kombiniert mit Ingwer, im Vorfrühling mit Pfeffer, im Frühling mit Honig, im Sommer mit Rohrzucker, in der Regenzeit mit Steinsalz, im Herbst mit gereinigtem Zucker.

Hibiskusblüten

Die herb und süß schmeckenden roten Blüten sind ein erfolgreiches Mittel bei Erkrankungen der Niere und des Genitalsystems, die durch Hitze und Kontraktion hervorgerufen sind. Sie werden bei unregelmäßiger und zu starker Menstruation, bei schmerzhaftem Wasserlassen und Fieber angewendet. Sie wirken blutreinigend, hautreinigend und fördern den Haarwuchs. Im Übermaß verwendet steigern sie Vata; sie verringern Pitta und Kapha.

Tip:

7,75 g Hibiskusblüten und knapp 1/2 l Wasser kalt ansetzen; ergibt ein hitze- und fiebersenkendes Sommergetränk.

Indische Narde (Jatamansi)

Die krautige Pflanze wächst in Höhen bis zu 4000 Meter. Verwendet werden die verholzenden Wurzeln, die bitter, herb und süß schmecken und einen intensiven Geruch ausströmen.
Indische Narde wirkt krampflösend, nervenberuhigend und als Tonikum. Sie regt Verdauung, Harndrang und Menstruation an.

Ingwer

Die scharf und süß schmeckende Wurzel ist ein starkes Anregungsmittel und gilt als universelle Heilpflanze. Ingwer hilft besonders bei Verdauungs- und Atemwegserkrankungen, bei Arthritis und ist ein gutes Herztonikum. Er fördert die Ausleitung von Giftstoffen aus dem Darm und sorgt für eine gesunde Darmflora. Ingwer wirkt Thrombosebildung entgegen, senkt ernährungsbedingt erhöhten Cholesterinspiegel und wirkt keimtötend. Bei durch Kälte bedingten Menstruationskrämpfen hat er lösende Wirkung. Ingwerpaste hilft äußerlich angewendet bei Kopfschmerz.
Ingwer stärkt Pitta und reduziert Vata und Kapha. Trockener Ingwer wirkt erhitzender als frischer. Man kann ihn als Wurzel (frisch oder getrocknet), als Pulver oder als Saft verwenden.
In der Küche ist Ingwer beliebt zum Würzen von Süßspeisen, Curries, Chutneys und Pickles. Er ist Bestandteil von Gewürzmischungen, Bitterlikören. Ingwer wird auch mit Schokolade, kandiert oder in Sirup eingelegt, angeboten.

Tip:

Ingwer mit Honig gemischt bessert Kapha, mit Kandis Pitta, mit Steinsalz Vata.

Kalmus

Von Kalmus wird wie bei Ingwer die Wurzel verwendet. Sie schmeckt scharf, bitter und zusammenziehend. Kalmus ist eine alte ayurvedische Heilpflanze, sollte aber nur unter ärztlicher Verordnung eingenommen werden, da sie als giftig eingestuft wird. Bei richtiger Anwendung ist Kalmus ein Verjüngungsmittel für Gehirn und Nervensystem. Er reinigt die Kanäle, fördert die Durchblutung des Gehirns und verbessert das Gedächtnis. Kalmus ist eine gute Heilpflanze bei Erkältungen und Husten, kleine Mengen wirken über die Nasenschleimhaut verabreicht bei Schock und Koma.
Kalmus steigert Pitta, reduziert Vata und Kapha.

Kamille

Kamille mit ihrem würzigen Duft und dem leicht scharfen, bitteren Geschmack, wirkt auf alle drei Konstitutionen positiv. Sie wirkt ausgleichend auf die Gefühle, beruhigt Nervenschmerzen, fördert die Menstruation. Sie wirkt krampflösend, entzündungshemmend und regulierend auf die Verdauung.
Kamillentee ist besonders für Pitta-Konstitutionen ein ausgezeichnetes Getränk.

Tip:

> Kamillentee, mit etwas frischem Ingwer aufge-
> brüht, ist ein ausgleichendes Getränk.

Kampfer

Kampfer wird hauptsächlich in Form des scharf und
bitter schmeckenden Öles angewendet, in der westlichen Heilkunde nur äußerlich. Ayurveda empfiehlt
Kampferpulver zum Schnupfen bei verstopfter Nase
und bei Kopfschmerz. Es klärt den Geist und öffnet
die Sinne.
Kampfer ist auch Bestandteil einer großen Anzahl
arzneilicher Öle, die u.a. als Hautreizmittel bei
Gelenk- und Muskelschmerzen eingesetzt werden.
Kampferaufguß dient zum Inhalieren bei Erkrankungen der Atemwege.
Kampfer verringert Vata und Kapha, bei übermäßigem Gebrauch erregt er Pitta.

Merke:

> Kampfer nicht bei Kindern unter sechs Jahren
> anwenden, auch nicht bei Anlage zu Epilepsie.

Kardamom

Kardamom ist ein beliebtes Gewürz für die
Weihnachtsbäckerei. Er gehört zur Geschmacks-

richtung scharf und süß. Kardamom ist ein gut verträgliches, verdauungsförderndes Gewürz. Er regt das Verdauungsfeuer an, kräftigt das Herz, stärkt das Gedächtnis und gilt als Gehirntonikum. Er wirkt lösend auf Bronchialschleim. Kardamom ist ein ideales Mittel für Kinder mit nervösen Verdauungsstörungen. Milch zugesetzt neutralisiert er deren schleimbildende Wirkung. Auch entgiftet er das Koffein im Kaffee.

Kardamom reduziert Vata und Kapha. Bei übermäßigem Gebrauch erregt er Pitta.

Tip:

Kardamom mit Fenchel gemischt hilft bei Erbrechen und saurem Aufstoßen.

Kardamomkörner, nach dem Essen langsam gekaut, erfrischen den Atem und reinigen den Mund.

Milchbrei mit Zimt, Ingwer, Gelbwurz und Kardamom ist ein stärkendes und beruhigendes Frühstück für nervöse Kinder.

Knoblauch

Knoblauch enthält alle sechs Geschmacksrichtungen, außer sauer. Sein hervorstechender Geschmack ist scharf. Knoblauch ist eine vielseitige, verjüngende Heilpflanze. Er wirkt stark entgiftend, reinigt das Blut und die Lymphe von Ama, hilft bei Verdauungsbeschwerden und Appetitlosigkeit; er verringert erhöhten Blutdruck und Cholesterinspiegel; Knoblauch wirkt dämpfend auf den Geist und fördert das „Geerdetsein". Auch bei Husten, Erkältungen, Fieber und Parasitenbefall ist er ein bewährtes Heilmittel.

Knoblauch steigert Pitta, dämpft Vata und Kapha. Bei Magenübersäuerung und Zuständen von erhöhtem Pitta sollte er nicht verwendet werden.

Der unangenehme Geruch von Knoblauch wird durch Rösten in Ghee oder Kochen in Milch z.T. neutralisiert.

Koriander

Koriander ist eines der ältesten Gewürze überhaupt und gehört zur Geschmacksrichtung bitter, schmeckt daneben ein wenig scharf, süß und zusammenziehend. Verwendet werden die getrockneten Körner und das frische Kraut, das ähnlich wie Petersilie als Küchenkraut verwendet wird.

Korianderkörner haben vorwiegend Pitta-reduzierende Eigenschaften, besonders bei Entzündungen im Verdauungssystem und den Harnwegen. Bei Pitta-Störungen, bei denen Gewürze, besonders scharfe, vermieden werden sollen, ist Koriander ein Heilmittel. Bei Fieber wird er gegen das brennende Gefühl im Körper empfohlen. Frischer Saft aus dem Kraut hilft bei Allergien und Hautausschlägen, äußerlich angewendet bei Juckreiz.

Korianderkörner wirken harntreibend, windtreibend und appetitanregend. Die indische Küche verwendet sie sehr vielseitig zum Kochen. Koriander ist Bestandteil diverser Gewürzmischungen. Mit Koriander würzt man vor allem gerne Lebkuchen und Brote.

Tip:

> Zusammen mit Kreuzkümmel und Fenchelsamen hilft Koriander bei Verdauungsstörungen. Als Teeaufguß jeweils vor oder zu den Mahlzeiten trinken.

Kreuzkümmel

Kreuzkümmel besitzt ähnliche Eigenschaften wie Koriander. Er ist ein vielseitig verwendetes Gewürz in der indischen Küche. Kreuzkümmel ist ein Gegenmittel zu heißen, scharfen Speisen und Gewürzen (z.B. Chilis). Er wirkt Vata-ausgleichend und regulierend auf die Darmflora. Als Bestandteil zahlreicher Gewürzmischungen würzt er Gemüse-, Reis-, Fleisch- und Hülsenfruchtgerichte. Durch seine krampflösende Wirkung ist er ein Volksheilmittel bei Blähungen und Magen-Darm-Krämpfen.

Kümmel

Kümmel mit seinem würzig-aromatischen, leicht brennendem Aroma gehört zur Geschmacksgruppe scharf. Wie Anis, Fenchel und Kreuzkümmel hat er eine entkrampfende, blähungstreibende Wirkung. Auch wirkt er schleimlösend und aufbauend auf die Darmflora. Mit anderen Gewürzen, außer Pfeffer und Salz, verträgt er sich nicht besonders gut. Kümmel ist ein vielseitiges Gewürz für pikante Gerichte und ein klassisches Brotgewürz. Intuitiv wird er blähenden Speisen, wie Krautgerichten, zugesetzt. Als erwärmendes Gewürz ist er Bestandteil von Husten- und Magentees.

Langkornpfeffer

Langkornpfeffer, in Indien Pippali genannt, ist in seiner Wirkung ähnlich, aber milder als schwarzer Pfeffer. Er wächst als kleine, unscheinbare Kriechpflanze. Die Körner werden zu Pulver zerstoßen. Er wirkt schleimlösend bei Bronchitis und Asthma, verjüngend und regenerierend auf den Stoffwechsel. Er wird gerne bei Hauterkrankungen und Rheuma verordnet. Zusammen mit Ingwer und schwarzem Pfeffer ist er Bestandteil von Tri-Katu, der „dreifachen Schärfe".
Langkornpfeffer ist Kapha- und Vata-reduzierend.

Löwenzahn

Löwenzahn ist eine Bitterpflanze mit dem Nebengeschmack süß. Er ist ein wirksames Heilmittel bei Erkrankungen der Brust und der Milchdrüsen, bei Eiterungen, wunden Stellen und geschwollenen Lymphknoten. Er reinigt Leber und Galle und reduziert angestautes Pitta und Ama. Bei fettreicher Nahrung unterstützt er die Verdauung.

Tip:

> Löwenzahnwurzel, Wegwartenwurzel und Klettenwurzel gemischt ergibt ein wirkungsvolles, Pitta-reduzierendes Getränk.

> Je 7,75 g in 1/2 l Wasser 20 Minuten leicht ko-
> chen, dreimal täglich zu den Mahlzeiten trinken.

Minze

Von der scharf schmeckenden Minze gibt es zahlreiche Arten. Sie wirken alle leicht nerven- und ver-
dauungsberuhigend, entspannend, erfrischend und
kühlend. Sie können bei gewöhnlichen Erkältungs-
krankheiten gegeben werden. Pfefferminze wirkt
am stärksten anregend. Die Grüne Minze wirkt
besonders entspannend, die Wald- und Pferde-
minze krampflösend. Auch auf psychische Verspannungen wirkt Minze lösend. Alle Minzearten
sind mild in ihrer Wirkung, d.h. nicht stark genug,
um akute Erkrankungen zu heilen. Bei übermäßigem Gebrauch erhöhen sie Vata und reduzieren Pitta und Kapha. Bei starker Auskühlung sollten sie nicht gegeben werden.

Mohn

Mohnsamen, scharf, zusammenziehend und süß
im Geschmack, wirken ähnlich wie Muskat und werden häufig mit diesem zusammen verordnet. Sie
wirken verdauungsfördernd, stärken Agni und fördern die Ausscheidung von Gasen. Sie beruhigen
nervöse Beschwerden bei Kindern und Vata-Konstitutionen, wirken schlaffördernd, besonders zusammen mit Baldrian. Mohnsamen stärken Pitta
und reinigen Kapha. Bei übermäßigem Pitta, z.B.
bei Gastritis und Kolitis, nicht verwenden.

Tip:

Bei nervösen Verdauungsbeschwerden 7,75 g
Mohnsamen mit je 1 Teelöffel Muskatnuß und
Ingwerpulver in 1/2 l Wasser leicht kochen.
Dreimal täglich vor dem Essen davon trinken.

Muskat

Muskat, scharf im Geschmack, ist ein ausgezeichnetes Mittel zur Verbesserung der Ausscheidung
von Gasen, besonders zusammen mit Kardamom
und Ingwer. Er reduziert Vata im Darm und im
Nervensystem, beruhigt den Geist und wirkt schlaffördernd. Bei Blähungen, schlechter Verdauung und
nervösen Störungen sollte er häufig als Gewürz
verwendet werden. Neben Vata reduziert Muskat
auch Kapha und erhöht Pitta. Bei Schwangerschaft
und erhöhtem Pitta sollte er nicht verwendet werden.

Myrrhe

Myrrhe – aus den Geschmackskomponenten bitter,
zusammenziehend, scharf und süß zusammengesetzt – ist seit alters her ein Verjüngungsmittel. Sie
hat eine spezifische Wirkung auf den Kreislauf und
das Genitalsystem. Sie regt die Bildung von neuem
Gewebe an, beschleunigt die Heilung von Wunden
und wirkt schmerzstillend. Myrrhe ist ein Tonikum
mit stark entgiftender Wirkung. Sie wirkt beruhigend
auf Vata und Kapha und fördert Pitta. Myrrhe kann

als Aufguß, Pulver (250 mg bis 1 g), Pillen und Paste verwendet werden.

Nelke

Nelken sind mit ihrem scharfen Geschmack ein Anregungsmittel. Sie sind stark erhitzend, erregen Pitta, reduzieren Vata und Kapha. Nelken wirken appetitanregend, lindern Verdauungsstörungen, reinigen das Lymphsystem und helfen in Kombination mit Kandiszucker bei Husten und Erkältungen. Sie haben antibakterielle Eigenschaften und gelten als mildes Aphrodisiakum.

Tip:

Nelken helfen gegen Zahnschmerzen. Man kaut einfach einige ganze Nelken. Als Gewürz sollten Nelken wegen ihres intensiven Aromas nur sparsam verwendet werden.

Petersilie

Petersilie ist eine einheimische Pflanze. Sie schmeckt scharf und bitter (Kraut) bzw. süß und bitter (Wurzeln). Petersilie ist besonders reich an Vitaminen und Mineralstoffen und deshalb als Küchenkraut eine ideale Nahrungsergänzung. Sie wirkt erwärmend und harntreibend, fördert die Menstruation, lindert Krämpfe und wirkt steinlösend. Da sie Pitta fördert (Vata und Kapha verringert), sollte sie bei akuten, entzündlichen Prozessen der Nieren und des weiblichen Genitalsystems nicht verwendet werden.

Tip:

> Frisch gepreßter Petersiliensaft stärkt Nieren und Gebärmutter. Man nimmt 2 Teelöffel pro Tag.

Piment

Das Aroma der Beerenfrüchte des immergrünen Pimentbaumes erinnert an Nelken, Zimt, Muskat und Pfeffer – weshalb Piment auch Allgewürz genannt wird. Sein Geschmack ist scharf-aromatisch und leicht süßlich. Er würzt süß-sauer Eingemachtes, Wurst, Fleischgerichte und ebenso Weihnachtsgebäck. Piment ist Bestandteil vieler Mischgewürze, auch von Currypulver.

Tip:

> Piment kann ganz, gemahlen und als ätherisches Öl verwendet werden.

Rosenblüten

Rosenblüten schmecken bitter, scharf, zusammenziehend und süß. Sie wirken spezifisch auf den

Kreislauf, das weibliche Genitalsystem und die Nerven. Sie helfen Pitta zu reduzieren; sie lindern Hitze, beruhigen Entzündungen, helfen bei Halsschmerzen und Augenentzündungen. Gemischt mit Hibiskus regulieren sie die Menstruation.

Tip:

> Frische Rosenblüten in Honig oder Zucker maze-riert helfen bei Halsschmerzen und Entzündungen im Mund.

Rotklee

Rotklee – bitter, süß und scharf im Geschmack – ist ein mildes Blutreinigungsmittel, ideal zum Langzeitgebrauch; besonders geeignet für geschwächte Patienten, Kinder und ältere Personen. Bei Husten und Bronchitis hat er lösende Wirkung. Äußerlich als Waschung angewendet eignet er sich zur Behandlung von trockener, schuppiger Haut; als Paste oder Umschlag für wunde Hautstellen, die schlecht heilen. Die Wirkung auf die Dosas ist Vata-steigernd, Pitta- und Kapha-reduzierend.

Safran

Der scharf, bitter und süß schmeckende Safran ist stark wirksam auf Kreislauf-, Verdauungs-, weibliches Genital- und Nervensystem. Er wirkt revitalisierend auf den gesamten Stoffwechsel; hilft bei

Menstruationsbeschwerden, Beschwerden in den Wechseljahren und Unfruchtbarkeit.

Als Gewürz fördert Safran die Assimilation der Nahrung. Kleine Mengen genügen, da die Wirkung sehr intensiv ist. Bei bestehender Schwangerschaft sollte Safran nicht angewendet werden.

Safran kann als Aufguß, Abkochung in Milch oder Pulver verwendet werden (100– 250 mg).

Salbei

Salbei ist eine südeuropäische Heilpflanze. 'Er gehört zum Geschmack bitter und herb. Durch die adstringierende Eigenschaft wirkt er stark sekretionshemmend. Er hemmt die Schweißabgabe, besonders wirksam bei Nachtschweiß. Er beseitigt übermäßigen Speichelfluß und Nasenschleim. Er hemmt die Milchsekretion, wirkt blutstillend und austrocknend auf Geschwüre. Als Gurgelmittel lindert er Halsentzündungen. Als Sitzbad wirkt er wohltuend auf Hämorrhoiden. Salbei baut übermäßiges Vata und Kapha ab und erhöht Pitta.

Sandelholz

Vom Sandelholzbaum werden das Holz des Stammes und der Äste verwendet. Es wird als Aufguß, Abkochung, Pulver und Öl eingesetzt. In Sandelholz sind die Geschmacksrichtungen bitter, süß und zusammenziehend enthalten. Sandelholz wirkt kühlend und beruhigend auf Körper und Geist, besonders auf das Kreislauf- und Verdauungssystem, die Atemwege und das Nervensystem.

Es mindert und beruhigt Vata und Pitta und stärkt Kapha. Es wirkt lindernd auf Fieber, Durst und brennende Empfindungen und hemmt die Schweißsekretion. Es lindert Entzündungen und unterstützt die Blutreinigung. Äußerlich wird es bei Hautentzündungen und Geschwüren angewandt. Sandelholz ist auch ein beliebtes Duftöl, zur Förderung der Entspannung, inneren Konzentration und Meditation.

Für wohlige Entspannung sorgt Sandelholzöl in der Duftlampe oder als glimmendes Räucherstäbchen.

Schwarzer Pfeffer

Schwarzer Pfeffer, scharf und brennend im Geschmack, ist ein stark verdauungsanregendes Mittel. Er steigert Pitta und reduziert Vata und Kapha. Für kalte Nahrungsmittel (z.B. Gurken, Blattsalate) ist er ein geeignetes, ausgleichendes Gewürz. Pfeffer wird bei Verdauungsstörungen, Stoffwechselschwäche, Fettleibigkeit, Fieber und kalten Gliedern empfohlen. Bei entzündlichen Erkrankungen im Verdauungstrakt sollte er nicht angewendet werden.

Äußerlich verwendet fördert er die Eiterbildung und die Reifung von Furunkeln.

Tip:

Schwarzer Pfeffer mit Honig gemischt wirkt stark auswurffördernd, entschleimend und trocknend. Warme Milch mit Honig und Pfeffer ist ein bewährtes Hausmittel bei Erkältungen.

Schwarzkümmel

Die kleinen, dreikantigen, fast tropfenförmigen Samen sind nicht mit unserem Kümmel verwandt. Sie schmecken pfefferähnlich scharf und leicht bitter und werden in Indien auch gerne als Pfefferersatz verwendet. Die indische Bezeichnung für Schwarzkümmel ist „Kalonji". Man verwendet ihn zum Einlegen von Gemüse, als Brotgewürz, auch für Süßspeisen. Er ist Bestandteil verschiedener Gewürzmischungen, z.B. vom bengalischen „panchphoran", einer Mischung aus fünf Gewürzen.

Tip:

So stellen Sie Panchphoran selbst her:
2 Teile Kreuzkümmel, 2 3/4 Teile Fenchel, 1 Teil Bockshornkleesaat, 1 3/4 Teile schwarzer Senf, 1–2 Teile Schwarzkümmel gut miteinander vermischen und in einem Schraubglas aufbewahren.

Selleriesamen

Das scharf-brennende, thymianähnliche Aroma der kleinen, braunen Samen ist ein beliebtes Gewürz in der indischen Küche. Die Samen des wilden Selleries heißen in Indien Ajuwan. Sie wirken appetitanregend und verdauungsfördernd, helfen gegen Blähungen und Gärungsprozesse im Darm. Bei Erkältungen lindert Ajuwan Schwellungen und löst

Schleim und Eiteransammlungen; er erfrischt und regt den Stoffwechsel an. Auf übermäßiges Vata wirkt er reduzierend.

Senf

Senfsamen schmecken scharf und etwas bitter. Sie wirken appetitanregend, wurmtreibend, durchblutungsfördernd, krampflösend und antibakteriell. Sie erregen Pitta und harmonisieren Vata- und Kaphaleiden.
Äußerlich angewendet helfen heiße Senfumschläge bei Brustschmerzen, Husten, Bronchialkatarrh und Atembeschwerden. Die erwärmenden Eigenschaften helfen bei Rheuma und Hexenschuß. Als Gewürz hilft Senf, fette Speisen zu verdauen und regt den Gallefluß an.

Tip:

Frische, grüne Senfblättchen, die man in Keimapparaten selbst ziehen kann, sind eine pikante Würze für Salate.

Sennesblätter

Die bitteren Sennesblätter sind stark abführend und müssen vorsichtig dosiert werden, da sie die Schleimhäute reizen. Es ist günstig, sie mit einem Viertel der Menge mit Ingwer oder Fenchelsamen zu mischen. Bei entzündlichen Prozessen im Ver-

dauungstrakt, bei Hämorrhoiden und Schwangerschaft dürfen sie nicht verwendet werden. Sennesblätter erhöhen Vata und reduzieren Pitta und
Kapha.

Tip:

> Auch Rhabarber ist ein wirksames Abführmittel
> und gut verträglich.

Sesam

Es gibt hellbraune und schwarze Sesamsamen. Sie
gehören zur Geschmacksgruppe süß, sind ein ver-
jüngendes, nährendes Tonikum, da sie gewebeauf-
bauend – besonders auf das Knochensystem – wirken.
Sesamsamen werden bei Lungenschwäche, Hämorrhoiden, unregelmäßiger Menstruation, Paro-
dontose, Osteoporose, Haarausfall, Abmagerung
und Rekonvaleszenz empfohlen. Sie fördern Pitta
und Kapha und mindern Vata.
Äußerlich angewendet hilft Sesamöl, mit gleichen
Teilen Limonenwasser gemischt, bei Verbrennungen, Furunkeln und Geschwüren.

Tip:

> Mit wenig Zimt, Kardamom oder Kampfer
> gemischt, hilft Sesamöl bei Migräne und
> Schwindel (äußerlich angewendet).

Süßholz

Das süß und bitter schmeckende Süßholz wirkt vor allem auf Verdauung, Atmung, Nervensystem, Fortpflanzung und Ausscheidung. Süßholz wirkt stark auswurffördernd, schleimhautberuhigend, krampflösend, entzündungswidrig und ist ein Gegenmittel bei Hitze und Trockenheit. Es harmonisiert die Wirkungen anderer Heilpflanzen; fördert Regeneration und Verjüngung des Organismus, nährt das Gehirn und fördert Ausgeglichenheit. Bei Osteoporose (= Knochenschwund) und hohem Blutdruck sollte es nicht angewendet werden. Bei Langzeitgebrauch vermehrt es Kapha und vermindert Vata und Pitta.

Tip:

> Eine Abkochung aus Süßholz und frischem Ingwer hilft bei Erkältungen.

Tamarinde

Tamarinde wird in der indischen Küche gerne als Gewürz verwendet. Die unreifen, grünen Früchte schmecken sauer, die reifen süßlich-sauer. Tamarinde wird als teilweise getrocknete, klebrige Fruchtmasse angeboten. Der säuerliche Geschmack aromatisiert Würzpasten, eingelegtes Obst, Gemüse und Currygerichte.

Frischer Tamarindensaft mit etwas Zucker und Salz hilft bei Sonnenstich, Fieber und akutem Durchfall, auch bei Alkoholvergiftung. Tamarindenmus wird als mildes Abführmittel empfohlen.

Thymian

Thymian zählt zu den scharfen Gewürzen. Er wirkt gegen Gärung und Fäulnis, ist schleimlösend und wird besonders bei Atemwegserkrankungen eingesetzt. Als Gewürz sollte er sparsam dosiert werden. Er paßt besonders gut in Gerichte, die lange geschmort oder mit Wein zubereitet werden. Es gibt eine Vielzahl an Thymianarten, darunter auch wilden Thymian (Feldthymian) und erfrischenden Zitronenthymian.

Tri-Katu

Tri-Katu ist eine Kombination aus den drei scharfen Gewürzen Ingwer, Langkornpfeffer und schwarzem Pfeffer, die das Verdauungsfeuer stark anregt. Es ist eines der wichtigsten Heilmittel im Ayurveda. Tri-Katu wird besonders bei Erkältungen verwendet, auch bei Vata- und Kapha-Leiden.

Tri-Phala

Tri-Phala ist eine Heilmischung mit zusammenziehendem, herbem Geschmack. Tri-Phala bedeutet „Drei Früchte" und ist die pulverisierte Mischung aus den drei getrockneten Früchten Amalaki, Bibhitaki und Haritaki. Es wird vor allem bei Kapha- und Pitta-Leiden eingesetzt. Tri-Phala ist sehr wirksam bei der Ausleitung von Stoffwechselgiften und wird als Abführmittel bei Reinigungs- und Fastenkuren verwendet. Es hilft bei Störungen im Bereich von Niere und Blase, bei Diabetes, Asthma, Bronchitis, Appetitmangel, Verstopfung und Ruhr. Es verbessert die Eisenresorption (= Eisenaufnahme im Blut). Äußerlich wird es als Zusatz zu Dampfbädern, bei der Heilung von Hautkrankheiten, eingesetzt.

Vanille

Das süßlich-würzige Aroma von Vanille ist ein beliebtes Gewürz für Süßspeisen, Schokolade und Liköre. Vanille wirkt herzstärkend, angstlösend und kräftigend; sie wirkt stimulierend, windtreibend und verbessert die Nierentätigkeit, auch gilt sie als Aphrodisiakum.

Das Aroma der Vanilleschoten entfaltet sich erst in einem mehrmonatigen Fermentationsprozeß, in dem der Aromastoff Vanillin entsteht. Synthetisches Vanillin hat heute in der Küche die echte Vanille größtenteils verdrängt.

Tip:

So verwenden Sie Vanilleschoten richtig: die Schoten mit einem spitzen Messer längs aufschlitzen, das Mark herauskratzen und in etwas warmer Flüssigkeit auflösen. Pro 1/2 l Flüssigkeit rechnet man 3–4 cm Schote. Die ausgekratzten Schoten kann man in Zucker legen und diesen damit aromatisieren.

Wacholder

Wacholderbeeren, mit der Geschmacksdominanz scharf, bitter und süß, steigern Pitta und mindern Kapha und Vata. Für Vata-Konstitutionen sind sie ein ausgezeichnetes Entwässerungsmittel. Um ihre Reizwirkung zu neutralisieren, gibt man sie zusammen mit „einhüllenden" Drogen wie z.B. Eibisch. Wacholderbeeren verfügen auch über desinfizierende, antibakterielle Eigenschaften und wirken stärkend auf das Immunsystem. Als Paste verwendet man sie äußerlich bei Arthritis, Rheumatismus und Gelenkschwellungen. Bei Schwangerschaft, Nierenentzündung und Blasenkatarrh sollen sie nicht angewandt werden.
Als Gewürz ergänzt Wacholder sich gut mit Lorbeer, Knoblauch, Thymian und Fenchel.
Wacholderzweige werden zum Räuchern von Würsten und Schinken verwendet.

Tip:

> Würzen Sie Weißkraut, Sauerkraut, Rote Bete und Rotkohl mit Wacholderbeeren. Die Beeren werden mitgekocht oder zerstoßen zugegeben.

Weißdornfrüchte

Die sauren Früchte des Weißdorn sind ein besonders wirksames Herzmittel. Sie kräftigen den Herzmuskel und wirken beruhigend bei nervösen Herzleiden und Altersherz – typischen Vata-Leiden.

Ihre verdauungsfördernde Wirkung beseitigt Stokkungen im Darm. Sie wirken Pitta- und Kapha-steigernd und Vata-mindernd, weshalb sie nicht bei Entzündungen des Dickdarms, Hitzezuständen und auf Pitta beruhenden Herzstörungen verwendet werden sollen.

Die sauren Weißdornbeeren werden sehr gern in Form von Kräuterwein verabreicht und können gut mit anderen Herztonika kombiniert werden, z. B. mit Kardamom und Zimt.

Tip:

15 g Weißdornfrüchte mit knapp 1/2 l Wasser und 1 Teelöffel Zimt 20 Minuten leicht kochen. Mit etwas Honig süßen, dreimal täglich davon nach den Mahlzeiten ein Gläschen trinken.

Zimt

Der scharf, süß und zusammenziehend schmekkende Zimt ist sowohl Heil- als auch Gewürzpflanze. Zimt kräftigt und harmonisiert den Kreislauf und die Durchblutung. Er ist ein wärmendes Gewürz, das Pitta anregt und Kapha mindert. Bei Erkältungen und Grippeerkrankungen wirkt er auswurffördernd, entzündungshemmend und ist besonders geeignet für Kinder und schwache Konstitutionen. Zimt lindert Zahnschmerzen und löst verspannte Muskulatur, wärmt die Nieren und stärkt das Verdauungsfeuer. Besonders für Vata-Konstitutionen ist Zimt ein ideales Gewürz.

Merke:

> „Drei Aromatika" heißt die Mischung aus Zimt, Kardamom und Lorbeerblättern, die die Ausscheidung von Gasen von Arzneimitteln fördert und verbessert.

Zitronengras

Auch Zitronengras dient als Gewürz und Heilpflanze. Es hilft bei Darminfektionen und Erbrechen. Mit schwarzem Pfeffer gemischt wird es bei schmerzhafter Menstruation und als fiebersenkendes Mittel verwendet. Als Gewürz werden die frischen, zerkleinerten Halme für würzig-pikante Gerichte verwendet; sie sind auch Bestandteil von Currymischungen.
In unserer Küche spielt Zitronengras eine geringe Rolle. Es wird vor allem von der Kosmetikindustrie als ätherisches Öl verarbeitet.

Tip:

> Getrocknetes, pulverförmiges Zitronengras erhalten sie „Serehpulver" in Asienläden.

Zwiebel

Zwiebel hat die Geschmacksdominanz scharf, daneben eine süße Komponente. Sie wirkt appetitanregend, stimulierend, harntreibend, schleimlösend, antibakteriell, blutdruck- und blutzuckersenkend. Es gibt zahlreiche Zwiebelsorten, z. B. Küchenzwiebel, Winterzwiebel, Gemüsezwiebel, Perlzwiebel, Schalotte und Silberzwiebel. In der Küche nimmt die Zwiebel eine Zwischenstellung zwischen Gewürz und Gemüse ein. Eine Küche ohne Zwiebel wäre undenkbar, sie ist weltweit verbreitet.

Tip:

Bei Husten, Erkältung und Bronchitis ab und zu 1–2 Teelöffel frisch gepreßten Zwiebelsaft einnehmen. Bei Sonnenbrand kleingeschnittene Zwiebel auf die betroffenen Hautstellen legen.

Ayurvedische
Reinigungsverfahren

Reinigung im Ayurveda

Das Grundprinzip ayurvedischer Therapien ist es, die Harmonie der Dosas zu erhalten bzw. wiederherzustellen. Diesem Zweck dienen neben Regeln für die Ernährung und die allgemeine Lebensweise verschiedene Reinigungsmethoden, mit denen Stoffwechselgifte aus dem Körper geleitet werden. Eine der intensivsten Reinigungsmethoden ist das Pancakarma. Dies sind fünf spezifische Verfahren, die vor der Behandlung mit Heildrogen eingesetzt werden. Der Grundgedanke dabei ist, daß in einem verschlackten Körper die eingenommenen Medikamente ihre Heilwirkung nur ungenügend entfalten können.

Durch die Reinigung wird der Körper von Ablagerungen befreit, das Gleichgewicht der Dosas wiederhergestellt, die Regeneration und Umstimmung des Körpers, besonders bei chronischen Erkrankungen, gefördert.
Zu den Reinigungsmethoden gehören: ölen, schmieren, schwitzen, Anwendung von Brechmitteln und Klistieren sowie Fastenkuren.

Merke:

Alle intensiven Reinigungsverfahren müssen kurmäßig unter Aufsicht eines erfahrenen ayurvedischen Arztes durchgeführt werden.

Für Leute mit geschwächter körperlicher Konstitution sind einige dieser Verfahren allerdings zu anstrengend. Die Therapien dauern etwa zwei bis drei Wochen und sind besonders geeignet für rheumatische Erkrankungen, Herz-Kreislauf-Erkrankungen, vegetative Störungen, chronische Infekte, Allergien, erhöhte Blutfettwerte und Altersbeschwerden.

Zuhause eignet sich die Anwendung sanfter Therapien wie Teil- oder Ganzkörpermassagen mit Öl.

Ganzkörpermassage

Eine Ganzkörpermassage mit pflanzlichen Ölen ist eine belebende morgendliche Anwendung, die nicht nur auf Kreislauf, Nerven und Muskulatur einen positiven Einfluß hat, sondern auch Balsam für die Seele ist.

Planen Sie die Ganzkörpermassage für Tage ein, an denen Sie sich morgens in Ruhe Zeit nehmen können, z. B. am Wochenende. Wenn Sie unter Zeitdruck stehen, beschränken Sie sich auf Teilmassagen, z. B. von Gesicht und Ohren, Händen und Füßen.

Diese Massage regt den Kreislauf an, beruhigt das Nervensystem und kräftigt die Muskulatur. Es werden die inneren Organe über die Reflexzonen, sowie die Hormonproduktion der Haut angeregt. Bei regelmäßiger Anwendung wirkt die Massage regenerierend, verjüngend und fördert die Abwehrkraft der Haut. Sie wird mit „gereiftem" Sesamöl durchgeführt. Auch Olivenöl, Kokosöl oder süßes Mandelöl sind geeignet. Probieren Sie aus, welches Öl Sie am angenehmsten für Ihre Haut empfinden.

Tip:

> So stellen Sie „gereiftes" Sesamöl her: Sesamöl
> in einem Topf langsam auf 100–110 Grad erhit-
> zen. Die Temperatur mit einem Küchenthermo-
> meter kontrollieren. Das Öl auf Körpertemperatur
> abkühlen lassen.
> Sie können gleich eine größere Menge Öl auf
> Vorrat herstellen. Bewahren Sie das Öl in einer
> Flasche an einem kühlen Ort auf und erwärmen
> es bei Bedarf auf Körpertemperatur.

Setzen Sie sich für die Massage im geheizten Bad
bequem auf einen Hocker oder auf ein dickes
Frottiertuch auf den Boden. Stellen Sie Ihr Ölfläsch-
chen neben sich und nehmen Sie immer nur soviel
Öl, wie Sie im Moment verstreichen können (um zu
vermeiden, daß es an der Haut herunterläuft).
Massieren Sie mit streichenden und kreisenden
Bewegungen, wobei der Druck der Hand nicht zu
fest sein sollte. Gliedmaßen und Rücken werden
mit Längsstrichen behandelt, die Gelenke mit kleinen kreisenden Bewegungen. Man beginnt mit dem
Kopf und endet bei den Füßen.

Tip:

> Massieren Sie 5–10 Minuten, wenn möglich täg-
> lich. Es ist günstig, nach der Massage 10 Minuten
> zu warten und dann erst zu duschen.

Und so wird's gemacht:

- Die Kopfhaut mit kleinen, kreisenden Bewegungen massieren. Etwa 1 Eßlöffel Öl genügt.
- Die Ohren sanft auf- und abmassieren. Besonders die Stellen hinter den Ohren beachten.
- Im Gesicht die Stirn quer ausstreichen, die Schläfen kreisend massieren, dann zu den Wangen übergehen. Das Kinn quer in eine Richtung ausstreichen, mit den Mittelfingern die Nasenflügel sanft auf- und abmassieren.
- Den Nacken auf- und abmassieren, den Hals sanft von unten nach oben ausstreichen.
- Nacheinander Schulter-, Ellbogen- und Handgelenke mit kreisenden Bewegungen massieren, Oberarme und Unterarme mit ausholenden Längsstrichen auf- und abmassieren. Die Finger einzeln an der Wurzel umfassen und sanft bis zu den Spitzen hin ausstreichen.
- Den Brustkorb kreisend massieren, bei Frauen um die Brust; das Brustbein sanft auf- und abstreichen.
- Den Bauch behutsam mit der flachen Hand in kreisenden Bewegungen im Uhrzeigersinn massieren.
- Den Rücken und das Gesäß mit der flachen Hand auf- und abstreichen.
- Die Beine an Ober- und Unterschenkeln kräftig von oben nach unten in großen Längsstrichen massieren, die Knie und die Knöchel mit kreisenden Bewegungen.
- Die Füße sehr ausführlich massieren. Die Ferse mit der flachen Hand kräftig kneten, entlang der Achillessehnen auf- und abstreichen und den Fußrücken kräftig reiben. Die Zehen und ihre

Zwischenräume einzeln mit den Fingern massieren. Zum Abschluß Fußsohle und -rücken gleichzeitig nochmals kräftig kneten.

Tip:

> Falls Sie zu fetter Haut neigen und zu langsamem, trägen Stoffwechsel, sollten sie anstelle der Ölmassagen trockene Reibemassagen bevorzugen.

Reibemassage

Auch diese Massage ist eine Ganzkörpermassage. Sie wird trocken mit Handschuhen aus Rohseide durchgeführt.

Tip:

> Handschuhe aus Rohseide (Bouretteseide) bekommen Sie in medizinischen Fachgeschäften.

Die trockene Reibemassage ist kreislauf- und stoffwechselanregend, weshalb sie besonders morgens nach dem Aufstehen wohltuend ist. Sie stimuliert das Bindegewebe und hilft gegen Morgensteifigkeit. Sie ist besonders empfehlenswert bei trägem Stoffwechsel, Neigung zu Übergewicht und Cellulitis und hilft jedem Morgenmuffel mit nur geringem Aufwand schnell und zuverlässig auf die Beine!

Tip:

Diese Massage nach dem Aufstehen durchführen, denn sie dauert nur etwa 3–4 Minuten.

Massiert wird mit dem Handschuh, an Armen und Beinen mit langen Strichen auf- und abwärts. Die Gelenke mit kreisenden Bewegungen massieren.

Tip:

Beginnen Sie mit wenigen Strichen (10–20) je Körperregion und steigern Sie die Strichzahl bis auf 30–40 innerhalb eines Monats.

Und so wird's gemacht:

- Der Kopf wird ausgespart, die Massage beginnt am Nacken. Massieren Sie den oberen Rücken vom Nacken aus nach unten sowie Ober- und Unterarme mit kräftigen Strichen. Schulter-, Ellbogen-, Hand- und Fingergelenke werden kreisend und etwas sanfter massiert.
- Massieren Sie die Brust quer in kräftigen Streichbewegungen, sparen Sie dabei den Herzbereich und die Brüste aus.

- Den Bauch auch mit kräftigen Strichen massieren, sowohl quer als auch von oben nach unten.
- Die Hüftgelenke werden mit kreisenden Bewegungen massiert.
- Ober- und Unterschenkel mit kräftigen Streichbewegungen behandeln, ebenso die Füße. Kniegelenke und Knöchel in kreisenden Bewegungen lockern.

Bauchmassage

Die Bauchmassage ist von besonders wohltuender Wirkung. Sie stärkt und harmonisiert das Verdauungsfeuer, fördert die Verdauung, indem sie die Magen-Darm-Peristaltik (= Muskelbewegung) anregt, und beseitigt Vata-Störungen, die häufig ihren Ursprung im Bauch haben.

Tip:

Die Bauchmassage kann nach Belieben tagsüber angewendet werden. Besonders wohltuend ist sie abends, vor dem zu Bett gehen.

Bauchmassage hilft bei Blähungen, Darmkrämpfen, Unterleibskrämpfen, kolikartigen Schmerzen, funktionellen Magen-Darm-Störungen, Darmträgheit, Menstruationsbeschwerden, Blasenschwäche, chronischen Rückenschmerzen, Nackenverspannung, schwachen Nerven, Schlafstörungen.

Und so wird's gemacht:

- Breiten Sie in einem warmen Raum ein großes Badetuch über eine passende Unterlage (Liege, Bett etc.).
- Legen Sie folgende Utensilien in greifbarer Nähe bereit:
  eine kleine Schale mit gereiftem, körperwarmem Sesamöl
  eine Schüssel heißes Wasser
  zwei Frottiertücher
- Legen Sie sich entspannt auf das Tuch.
- Geben Sie mit der Hand etwas Öl auf den Bauch und beginnen mit sanften, kreisenden Bewegung im Uhrzeigersinn ihren Bauch zu massieren. Die Hände sollen dabei nur leichten Druck ausüben.
- Massieren Sie auf diese Weise etwa 5 Minuten lang.
- Tauchen Sie eines der Handtücher in das heiße Wasser, wringen Sie es aus und legen das feucht-heiße Tuch auf den Bauch.
- Lassen Sie das Tuch eine Weile auf dem Bauch, nur solange es angenehm wärmt. Sie können es auch ein zweites Mal in das Wasser tauchen.
- Trocknen Sie mit dem trockenen Tuch Ihren Bauch ab und bleiben Sie noch eine Weile entspannt liegen.

Tip:

Verwenden Sie bei Blähungen (besonders bei Kleinkindern) anstelle von Sesamöl Kümmel- oder Fenchelöl zum Massieren.

Mundspülung

Regelmäßige Mundspülungen kräftigen das Zahnfleisch und erhöhen die Widerstandskraft des Mund-Rachen-Raumes gegen Infektionen. Sie sind besonders bei Karies und Paradontitis empfehlenswert. Sie werden mit gereiftem Sesamöl durchgeführt.

Geben Sie etwa 1 Eßlöffel zimmerwarmes gereiftes Sesamöl in den Mund und saugen dieses 2–3 Minuten zwischen den Zähnen durch und gurgeln damit. Es lösen sich Giftstoffe aus der Mundhöhle im Öl und können mit diesem ausgeschieden werden. Nach Belieben wiederholen Sie den Vorgang nochmals mit frischem Öl.

Tip:

Eine Spülung mit Speisesenföl empfiehlt sich bei Wunden im Mundraum. Das Senföl reinigt die Wunden und fördert die Selbstheilungskräfte im Mund.

Mischen Sie Senföl zu gleichen Teilen mit abgekochtem, auf Zimmertemperatur abgekühltem Wasser und einer Prise Salz. Spülen Sie die Mundhöhle damit täglich gründlich aus. Die Spülung sollte 10–20 Minuten dauern.

Reinigung der Zunge

Da die Geschmackswarzen (Papillen) über Reflexe in engem Zusammenhang mit der Verdauung der

Nahrung stehen, ist es wichtig, auch sie zu reinigen. Ist die Zunge belegt, sind die Geschmackswarzen mit einer Schleimschicht überzogen und das Aroma der Speisen kann nicht richtig wahrgenommen werden. Die Folge davon ist eine geringere Speichelproduktion und dadurch eine schlechte Verdauung.
Eine belegte Zunge verursacht oft auch schlechten Atem.

Und so wird's gemacht:

In Indien verwendet man spezielle Zungenschaber aus Holz (tongue-scraper).
Statt dessen ist auch ein Löffel geeignet. Die gewölbte Seite nach oben drehen und mit der Kante die Zunge sanft schaben. Von hinten nach vorne gegen die Zungenspitze schaben. Dann die Zunge von links nach rechts schaben und umgekehrt. Den Mund ausspülen und den Löffel abspülen.

Tip:

Die Zungenreinigung morgens an das tägliche Zähneputzen anschließen.

Nasendusche

Mit der Nasendusche wird die empfindliche Nasenschleimhaut gründlich gereinigt. Die Durchblutung der Nasenhöhlen wird dadurch verbessert.

Tip:

Eine gute Vorbeugung gegen Schnupfen und Stirnhöhlenkatarrh.

Und so wird's gemacht:

Eine Schale lauwarmes, angekochtes Wasser bereitstellen, 1 gestrichenen Teelöffel Salz darin auflösen. Die Schale waagerecht halten und die Nasenflügel ins Wasser tauchen. Mit der Stimmritze hinten im Schlund eine kleine Pumpbewegung ausführen. Nach einigen Pumpbewegungen wird der Salzgeschmack in der Kehle wahrnehmbar. Darauf achten, daß gleichzeitig mit dem Wasser keine Luft in die Nase gelangt! Dann einige Sekunden den Atem anhalten, dabei die Nasenflügel noch ins Wasser halten. Anschließend das Wasser aus der Nase abfließen lassen. Den Vorgang dreimal wiederholen (nach Belieben auch öfter). Mit hängendem Kopf ein paarmal stark ausatmen, dabei abwechselnd ein Nasenloch zudrücken. So kann das ganze Wasser ablaufen. Regelmäßig anwenden.

Heißwasser-Trinkkur

Diese Kur ist ein wirksames Reinigungsverfahren. Sie hilft gegen Aufstoßen, Blähungen, Völlegefühl und Verstopfung, bessert die Hautdurchblutung, mindert Juckreiz, lindert Gelenkschmerzen und beruhigt Vata. Bei Fastenkuren hilft sie Hungergefühle, Übelkeit und Mattigkeit zu beseitigen.

Durch das Trinken des geschmacksneutralen Wassers wird der Geschmackssinn intensiviert.

Und so wird's gemacht:

Reines, kohlensäurefreies Wasser oder mineral-stoffarmes Mineralwasser verwenden. Chloriertes Leitungswasser ist ungeeignet. Etwa 1/2 Liter 10–15 Minuten kochen und in einer Thermosflasche warmhalten. Jede halbe oder ganze Stunde etwa zwei bis drei Schlucke davon trinken.

Tip:

Bei trägem Stoffwechsel (Kapha-Konstitutionen) ab und zu 1 Prise Ingwerpulver unter das Wasser mischen.

Reisschleimkur

Bei starker Belastung mit Schlackenstoffen und Stoffwechselgiften ist eine Reisschleimkur eine intensive Reinigungsmethode. Auch als Vorbe-handlung in der Therapie chronischer Krankheiten ist sie wirkungsvoll.

Und so wird's gemacht:

• Drei Tage lang dreimal täglich zum Frühstück, zum Mittagessen und zum Abendessen eine Reissuppe essen. Dazu reichlich heißes Wasser trinken.

- Ausgiebige Spaziergänge an frischer Luft machen und für ausreichend Schlaf sorgen.
- Am vierten Tag 1 Eßlöffel Rhizinusöl, vermischt mit einer halben Tasse Wasser, 2 Teelöffel Zitronensaft, 1 Prise Salz und 1 Prise Ingwerpulver einnehmen. Diese Mischung hilft die Giftstoffe über den Darm abzuführen.
- Als erste Mahlzeit nach dem Abführen gibt es wieder eine Reisschleimsuppe. Danach geht man langsam wieder zu einer leichten, warmen Normalkost über.

Rezept für Reisschleimsuppe

2 EL Basmatireis und 2 EL Mungobohnen mit 1/2 l Wasser 1 Stunde bei sanfter Hitze köcheln lassen. Mit etwas Salz, Kreuzkümmel oder Ingwer abschmecken.

Tip:

Anstelle der Reisschleimsuppe können Sie auch eine leichte Gemüsesuppe oder eine Gerstenschleimsuppe zubereiten.

Kleine ayurvedische Hausapotheke

Heilen im Ayurveda

Im folgenden Kapitel finden Sie einfache Heilmittel für vielerlei Beschwerden, von Akne bis Zahnfleischentzündung. Sie können Sie selbst zu Hause für sich und ihre Familie anwenden. Die nötigen Zutaten erhalten Sie in jedem gut sortierten Lebensmittelgeschäft; oft genügt schon ein Griff ins Gewürzregal.
Eine Behandlung mit speziellen Präparaten der ayurvedischen Medizin sollte immer nur von einem ausgebildeten ayurvedischen Arzt durchgeführt werden.

Die angegebenen Hausmittel sind selbstverständlich kein Ersatz für eine ärztliche Behandlung. Sie sind zur Behandlung einfacher Beschwerden oder als unterstützende Anwendungen neben einer ärztlichen Therapie gedacht.

Akne

Meiden Sie grundsätzlich in Ihrer Ernährung fette, scharfe und süße Speisen. Führen Sie eine Heißwasser-Trinkkur durch.

Streichen Sie eine Mischung aus 1 Teelöffel Ghee und 1/2 Teelöffel Gelbwurzpulver auf die entzündeten Hautstellen, lassen Sie die Paste 10 Minuten einwirken und waschen sie danach ab. Die Paste wirkt entzündungshemmend und fördert die Wundheilung.

Allergie

Kochen Sie 1/2 Teelöffel Kreuzkümmel mit 1/2 Teelöffel Ingwerpulver mit 50 ml Wasser auf, lassen die Mischung leise köcheln, bis sie auf 25 ml Flüssigkeit eingekocht ist. Seihen Sie den Sud ab und trinken ihn vor dem Mittag- und Abendessen. Für abends wieder frisch zubereiten. Diese Abkochung wirkt entlastend auf die Schleimhäute.
Gelbwurzel-Honigwasser hilft bei Heuschnupfen und Nasennebenhöhlenverschleimung. Verrühren Sie 1/4 Teelöffel Gelbwurzpulver mit 1 Teelöffel Honig und 1Glas Wasser. Trinken Sie mehrmals täglich davon. Bei Bedarf frisch zubereiten.

Aphten

Betupfen sie die betroffenen Stellen mit Kamillen- oder Rosenöl. Trinken Sie mehrmals täglich eine Tasse heißen Fencheltee. Bei Mundfäule (Aphten-erkrankung der Mundschleimhaut) lauwarme Milch mit einem Strohhalm trinken.

Appetitmangel

Setzen Sie 5 Scheiben frische Ingwerwurzel mit 1 Eßlöffel braunem Zucker in 1 Liter Wasser an und lassen die Mischung auf 1/2 Liter einkochen. In kleinen Schlucken warm vor den Mahlzeiten trinken. Hilft auch bei Erkältungen!

Arteriosklerose

Zur Vorbeugung regelmäßig für Ruhe und Entspannung sorgen, z. B. mit Hilfe von Yoga-Asanas und Atemübungen.
Reduzieren Sie den Fettanteil in der Nahrung. Kaltgepreßtes Olivenöl wirkt der Bildung von Cholesterin entgegen. In kleinen Mengen ist auch Ghee empfehlenswert.

Bindehautentzündung

Verstreichen Sie etwas Aloe-Vera-Gel auf den Augenlidern. Sie können auch Ghee verwenden, das angenehm kühlend wirkt. Hilfreich ist auch, für ausreichende Ausleitung von Stoffwechselgiften zu sorgen.

Blähungen

Bringen Sie 5 Scheiben frische Ingwerwurzel mit 1 Teelöffel Kreuzkümmel und 1/2 Liter Wasser zum Kochen und kochen Sie die Flüssigkeit auf 1/8 Liter ein. Vor dem Essen in kleinen Schlucken davon trinken. Trinken Sie häufig, über den Tag verteilt, Fenchel-, Ingwer- und Anistee.

Brechreiz

1–3 Tropfen Minzöl auf 1 Tasse heißes Wasser geben und langsam trinken. Nicht bei kleinen Kindern anwenden. Dafür 2 Tropfen Minzöl mit

etwas Öl verdünnen und den Solarplexus damit einreiben. Auf die Schnelle hilft es, ein paar Tropfen
Minzöl auf ein Taschentuch zu tropfen und daran
zu riechen.

Durchfall

Verquirlen Sie 75 g Bioghurt mit 75 ml Wasser,
rühren 1/2 Teelöffel frisch gepreßten Ingwersaft und
1 Msp. Muskatnuß darunter. Nach Bedarf können
Sie das Getränk mit etwas Honig süßen.
Schluckweise, auf Zimmertemperatur erwärmt, trinken.

Erkältung

Bringen Sie je 1/2 Teelöffel Ingwerpulver, Kreuz-
kümmel- und Korianderpulver mit 200 ml Wasser
zum Kochen, lassen Sie die Flüssigkeit auf 50 ml
einkochen und seihen Sie das Getränk ab. In kleinen Schlucken dreimal täglich trinken. Jedesmal
frisch zubereiten.
Bei Anzug einer Erkältung abends, vor dem
Schlafengehen, gleich eine Portion trinken. Hilft
auch als Erkältungsvorbeugung in der feuchtkalten
Jahreszeit.

Bei Erkältungen fördert ein schweißtreibender Tee
die Durchwärmung des Körpers. Überbrühen Sie
1 Teelöffel Lindenblüten mit 1 Tasse Wasser, lassen sie 5 Minuten ziehen und seihen den Tee dann
ab. Möglichst heiß und schluckweise mehrmals
über den Tag verteilt trinken.

Fieber

Kühlend und fiebersenkend wirkt Korianderauszug.
Übergießen Sie 1–2 Teelöffel Korianderpulver mit
1 Glas kaltem Wasser, lassen es über Nacht stehen. Am nächsten Tag umrühren und abgießen.
Über den Tag verteilt schluckweise trinken. Immer
wieder frisch ansetzen.

Fingerpolyarthrose

Sorgen Sie für ausreichend Wärmezufuhr, besonders in der kalten Jahreszeit; z. B. durch Bäder,
Warmwasseranwendungen und leichte sportliche
Betätigung. Einreibungen mit Knoblauchöl mildern
die Beschwerden. 2 Teile Sesamöl mit 1 Teil Knob-
lauchsaft aufkochen und etwas abkühlen lassen.
Gut in die Hände einmassieren. Anschließend die
Hände in einer Schüssel warmem Wasser mit 4 Eß-
löffeln Salz 5–10 Minuten baden, dann abtrocknen.

Füße, kalte

Gönnen Sie sich ein warmes Fußbad mit frischem
oder getrocknetem Thymiankraut. Machen Sie eine
Fußmassage mit gereiftem Sesamöl oder Ghee.
Sorgt abends auch für einen erholsamen Schlaf.

Gelenke, steife

Trocken- und Ölmassagen anwenden. Anschließend feuchte Tücher auflegen.

Hals, steifer

Überprüfen Sie Ihren Schlafplatz, oft bringt bereits eine andere Matratze Abhilfe.
Den Hals mit warmem Sesamöl massieren, anschließend feucht-heiße Tücher auf den Nacken legen. Danach ruhen und den Nacken warm halten.

Herpes Simplex

Herpesbläschen mit reinem Rosenöl mehrmals täglich einreiben. Unterstützt die Abheilung und wirkt kühlend auf den Schmerz. Ebenso hilfreich ist eine Paste, hergestellt aus 1 Teelöffel Ghee mit 1/2 Teelöffel Gelbwurzpulver. Die Paste wird dünn aufgetragen. Besonders angenehm bei trockener Haut.
Auch Aloe-Vera-Gel, mit etwas Gelbwurzpulver verrührt, desinfiziert.

Herzbeschwerden, nervöse

Trinken Sie regelmäßig Galganttee. 1 Msp. Galgant in 1 Tasse heißem Wasser auflösen und schluckweise trinken. Sie können Galgant auch mit Honig vermischt einnehmen. Mischen Sie 1 Teelöffel Galgantpulver mit 3 Teelöffeln Bienenhonig. Bei akuten Beschwerden 1 Teelöffel davon einnehmen. Sorgen Sie rechtzeitig für Ruhepausen im Alltag und für Urlaubsphasen. Achten Sie auf einen geregelten Tagesablauf und auf ausreichend Bewegung und Schlaf. Versuchen Sie Ihren eigenen Rhythmus zu finden.

Bevorzugen Sie magnesiumreiche Nahrungsmittel, wie Nüsse, Vollkorngetreide, grünes Gemüse, Salate und Milch.

Hitzewallungen

Hitzewallungen treten besonders während der Wechseljahre der Frau auf. Trinken Sie ein- bis dreimal täglich folgenden Tee:
Je 1/2 Eßlöffel Koriandersamen, Kreuzkümmel- und Fenchelsamen mit 1 Tasse kochendem Wasser aufbrühen, 5–10 Minuten ziehen lassen.

Husten

Folgender Hustentee wirkt lindernd auf den Hustenreiz und fördert die Schweißbildung:
1 Teelöffel Alantwurzel mit je 1/2 Teelöffel Langkornpfeffer, Zimt und Kardamom mit 1/2 Liter Wasser überbrühen, 5 Minuten ziehen lassen und absehen. In eine Thermosflasche füllen und über den Tag verteilt schluckweise trinken.
Ein besonders milder schleimlösender Hustentee für Kinder wird so zubereitet:
1 Teelöffel Anissamen mit 1 Tasse heißem Wasser überbrühen, 5 Minuten ziehen lassen und absehen. Schluckweise zu trinken geben.

Infekt

Achten Sie auf leichte Ernährung, z. B. leicht gewürzte Suppen, Säfte und meiden Sie tierisches

Eiweiß. Reichlich heiße Flüssigkeit trinken, z. B. Lindenblütentee. Gewürzabkochungen wirken entgiftend. Je 1/2 Teelöffel Cumin, Ingwer und Koriander mit 200 ml Wasser aufsetzen. Auf etwa 1/4 der Flüssigkeit einkochen lassen und abseihen. Zwei- bis dreimal täglich zubereiten und in kleinen Schlucken trinken. Für Kinder leicht süßen. Auch ideal als Erkältungsvorbeugung!

1 Teelöffel Ajuwan mit 1 Tasse Wasser überbrühen, 5 Minuten ziehen lassen. Mehrere Tassen pro Tag trinken. Wirkt schweißtreibend.

Fußsohlen vor dem Schlafengehen mit Ghee einreiben. Fördert das Einschlafen.

Infektanfälligkeit

Trinken Sie zur Stärkung der Widerstandskraft Zitronen-Honig-Wasser. In der feucht-kalten Jahreszeit mehrmals täglich ein Glas! Verrühren Sie dazu den Saft von 1/2 Zitrone mit 1 Teelöffel Honig in einem Glas Wasser. Zitronen-Honig-Wasser ist besonders für Kinder geeignet.

Nicht zuviel Süßes, Saures und Salziges essen, da diese Geschmacksrichtungen Kapha vermehren und damit auch die Anfälligkeit für Erkältungen.

Ischias

Tragen Sie folgende Paste auf die schmerzenden Stellen auf:

5 gemahlene Mandeln mit je 1 Teelöffel Nelken-, Zimt- und Kardamompulver, etwas Knob-

lauchpulver, 1/4 Teelöffel schwarzem Pfeffer und etwas Wasser zu einer Paste verrühren. Gut in die Haut einreiben, einwirken lassen, danach abwaschen. Diese Paste wärmt intensiv!

Karies

Es ist nützlich, den Speichelfluß zu stimulieren. Nehmen Sie deshalb reichlich zuckerfreie Flüssigkeit zu sich.
Wenden Sie regelmäßig Mundspülungen an.
Den Mund zweimal pro Tag 3 Minuten kräftig mit Sesamöl spülen.

Konzentrationsschwäche

Für ausreichend Schlaf sorgen. Morgens und abends spazieren gehen.
Früh und abends 1 Prise Kalmuswurzel mit 1/2 Teelöffel Honig einnehmen (vor dem Zähneputzen).

Kopfschmerzen

Oft hilft die Entspannung der Nacken- und Stirnmuskeln. Machen Sie eine feucht-warme Kompresse mit ein paar Tropfen Minzöl. Reiben Sie zusätzlich ein paar Tropfen Minzöl in die Schläfen ein. Auch Sandelholzöl oder Ghee ist geeignet.
Eine sanfte Nackenmassage mit gereiftem Sesamöl wirkt oft Wunder!

Kreislaufschwäche

Geben Sie 3–5 Tropfen Minzöl in ein Glas Wasser und trinken es schluckweise. Reiben Sie Schläfen und Nacken mit etwas Minzöl ein.

Magen, nervöser

Essen Sie morgens zum Frühstück regelmäßig einen Brei aus gequollenem Hafer- oder Dinkelmehl, am besten frisch geschrotet. Mit etwas Zimtpulver würzen.
Sorgen Sie für regelmäßige Entspannung, ruhige Mahlzeiten und ausreichend Schlaf.
Trinken Sie täglich Fencheltee. Dazu über Nacht 1 Teelöffel Fenchelsamen mit 1 großen Tasse kaltem Wasser einweichen, morgens abseihen und schluckweise trinken.

Menstruationsbeschwerden

Trinken Sie in der Zeit vor und nach der Menstruation möglichst viel, am besten Warmes. Bevorzugen Sie flüssige, warme Kost. Nehmen Sie abends ein Lavendel-Fußbad.
Trinken Sie dreimal täglich folgenden Tee: 1 EL Baldrian, Kamille und Pfefferminze gemischt, mit 1 Tasse kochendem Wasser überbrühen, 10 Minuten ziehen lassen, dann abseihen.
Bei schwacher Blutung helfen sanfte Bauchmassagen mit Sesamöl, bei starker Blutung Hibiskustee.

Migräne

Reiben Sie die Schläfen mit Sandelholzpaste ein.
Dafür 1 Eßlöffel Sandelholzpulver mit etwas war-
mem Wasser anrühren und den Brei in die Schläfen
massieren, einwirken lassen, dann abwaschen.
Die Nasenöffnungen mit 1–2 Tropfen Mandelöl ein-
reiben. Wirkt beruhigend auf das Nervensystem.
Leichte und flüssige Speisen bis zum Abklingen der
Schmerzen bevorzugen.

Morgenmüdigkeit

Machen Sie regelmäßig eine Ganzkörpermassage
mit gereiftem Sesamöl. Trinken Sie anstelle von
Kaffee oder Schwarztee Ingwertee oder Zitronen-
Honigwasser.

Nackenschmerzen

Regelmäßig Yoga-Asanas üben. Harmonisiert die
Muskelspannung und -entspannung. Übungen, die
die Halswirbelsäule stark dehnen, vorsichtig ausführen.

Nasennebenhöhlenerkrankungen

Probieren Sie es mit einem Kopfdampfbad aus je
5 Tropfen Minzöl und Eukalyptusöl. Als Dampf-
quelle dient ein Topf mit heißem Wasser. Die Öle
werden hineingetropft, der Kopf mit einem Handtuch bedeckt und über den Topf gebeugt. Über die

Augen sollte man ein feuchtes Tuch legen, da sie empfindlich auf die Dämpfe reagieren können. Solange inhalieren, wie es angenehm ist. Ist der Dampf zu heiß, das Tuch etwas lüften.

Narben

Regelmäßig ayurvedische Ölmassagen anwenden.

Neurodermitis

Die Heißwasser-Trinkkur ausführen. Wirkt entgiftend und lindert den Juckreiz.

Eine Ajuwanpaste zubereiten: 3 g Ajuwanpulver mit 1 Teelöffel braunem Zucker und etwas Wasser verrühren und früh und abends vor den Mahlzeiten einnehmen. Lindert den Juckreiz.

Einreibungen mit erwärmtem Ghee lindern Brennen und Entzündung. Auch Einreibungen mit Pflanzenölen, wie Jojobaöl, Mandelöl und Avocadoöl sind hilfreich.

Ohrenschmerzen (durch Kälte)

1 kleines Stück Knoblauch auspressen, den Saft mit 1 Teelöffel Sesamöl verrühren, erwärmen und dann etwa 3 Tropfen in das schmerzende Ohr träufeln. Einen Wollschal umlegen und ausruhen.

Paradontitis

Früh und abends 2–3 Minuten den Mund kräftig mit Sesamöl ausspülen.
Das Zahnfleisch sanft mit Sesamöl massieren.

Reizblase

Reiben Sie den Unterbauch mit folgender Paste ein: 5 gemahlene Mandeln mit je 1 Teelöffel Nelken-, Zimt-, Kardamom- und Ingwerpulver mit wenig Wasser verrühren. Den Bauch sanft einreiben. Diese Mischung wirkt wärmeerzeugend.
Trinken Sie zusätzlich zwei bis dreimal täglich Koriandertee, der entzündungswidrig wirkt.

Rückenschmerzen

Wenden Sie eine sanfte Bauchmassage an.
Auch eine Gewürzeinreibung ist hilfreich: 5 gemahlene süße Mandeln mit je 1/2 Teelöffel Nelken, Kardamom und Zimt und 1/4 Teelöffel Pfeffer mit etwas Wasser zu einem Brei verrühren. Die schmerzenden Stellen damit einreiben. Einwirken lassen, bis Wärme spürbar ist. Dann abwaschen und abtrocknen. Nicht bei empfindlicher Haut anwenden.

Schlaf, gesunder

Legen Sie sich ein Kräuterkissen, mit Hopfen, Lavendel und Melisse gefüllt, aufs Kopfkissen.

Machen Sie sich ein abendliches Fußbad mit Kräuterzusatz. Massieren Sie die Füße anschließend mit warmem Sesamöl.

Träufeln Sie 2 Tropfen süßes Mandelöl in die Nasenöffnungen – wirkt beruhigend.

Trinken Sie vor dem Schlafengehen leicht erwärmten Baldriantee. Dazu 2 Teelöffel Baldrianwurzel heiß überbrühen, etwa 4 Stunden ziehen lassen, abseihen.

Warme Milch mit 1 Msp. Muskat, Zimt, Ingwer und Nelken ist ein guter Schlaftrunk.

Schuppen

Lassen Sie das Sesamöl bei der morgendlichen Massage 15 Minuten auf der Kopfhaut einwirken. Waschen Sie anschließend die Haare. Noch wirksamer ist es, das Öl über Nacht einwirken zu lassen. Legen Sie einfach ein Handtuch über das Kopfkissen, dann bleibt das Kissen ölfrei!

Sonnenbrand

Rühren Sie Sandelholzpulver mit Wasser zu einem Brei an und tragen diesen auf die betroffenen Hautstellen auf.

Lindert das Brennen und wirkt beruhigend auf die Haut.

Aloe-Vera-Gel auf die betroffenen Hautstellen aufgetragen, wirkt kühlend und beschleunigt die Heilung.

Stimme, rauhe

Machen Sie sich eine wohltuende Inhalation.
1 Teelöffel Süßholzwurzelpulver mit 100 ml Wasser aufkochen und auf 1/4 der Menge einkochen lassen. Dreimal täglich zubereiten und schluckweise trinken.
Heiße Milch mit Kurkuma gewürzt trinken.
Den Hals mit erwärmtem Sesamöl einreiben. Darauf einen feuchtheißen Umschlag legen. Ist der Umschlag abgekühlt, abtrocknen und noch etwas ruhen.

Übelkeit

Vermischen Sie 10 Tropfen frisch gepreßten Zitronensaft mit 1 Eßlöffel frisch aus der Wurzel gepreßtem Ingwersaft (das funktioniert z. B. mit der Knoblauchpresse), 1 Teelöffel Honig und 1 Prise Salz. Trinken Sie diese Mischung regelmäßig vor den Mahlzeiten.
Geben Sie 1–2 Tropfen Minzöl in ein Glas heißes Wasser und trinken Sie dieses schluckweise.

Übergewicht

Essen Sie bewußt, regelmäßig und mit Freude.
Verzichten Sie auf Zwischenmahlzeiten.
Machen Sie eine Heißwasser-Trinkkur.
Trinken Sie vor und nach dem Essen etwas Wasser, mit Honig gesüßt.
Meiden Sie Reis, fettes Fleisch und fette Wurstwaren. Bevorzugen Sie Geflügel.

Trinken Sie bei Streß Ingwertee, anstatt nach Süßigkeiten zu greifen.

Untergewicht

Essen Sie zum Frühstück häufig Datteln. Etwa 10–15 große, getrocknete Datteln über Nacht einweichen.
Morgens abgießen und pürieren. Mit 1/2 Teelöffel Ghee und etwas Kardamom mischen. Vier Wochen regelmäßig zum Frühstück essen. Dazu paßt warme Milch.
Etwas Milch mit 2 Teelöffel Ghee mischen, zwischen den Mahlzeiten nehmen.
Auch regelmäßige Ölmassagen und vollwertige Lebensmittel sind hilfreich.

Verbrennungen

Bei leichten Verbrennungen Ghee, Kokosöl oder Aloe-Vera-Gel dünn auf die betroffenen Hautstellen streichen. Wirkt kühlend.

Verstauchung

Hier hilft eine Kurkumaeinreibung. Verrühren Sie ein paar Teelöffel Kurkuma (Gelbwurz) mit Wasser zu einer Paste und tragen diese auf die verstauchte Stelle auf.

Verstopfung

Führen Sie eine Heißwasser-Trinkkur durch. Essen Sie zum Frühstück eingeweichte Trockenfrüchte mit Joghurt.
Trinken Sie abends 1 Tasse warme Milch mit 1 Teelöffel Ghee und verdauungsfördernden Gewürzen.
Sorgen Sie für einen regelmäßigen Tagesablauf und ausreichend Bewegung.

Zahnfleischentzündung

Rosenöl wirkt wundheilend und reinigend. Träufeln Sie etwas davon auf einen Wattebausch und betupfen die entzündeten Stellen.

Ayurvedischer Tagesrhythmus

Ayurvedischer Tagesrhythmus

An jedem Tag durchläuft unser Körper eine Vielzahl an körperlichen und geistigen Rhythmen. Es gibt körpereigene Rhythmen, die durch äußere Zeitgeber beeinflußt werden. Natürliche äußere Zeitgeber sind der Stand der Sonne und des Mondes, sowie die Jahreszeiten. Sind unsere inneren Rhythmen, (z. B. der Schlaf-Wach-Rhythmus und der Temperaturrhythmus) mit den äußeren synchron, so fühlen wir uns wohl. Gesellschaftliche Abläufe, z. B. Feste, Schichtarbeit, beeinflussen ebenfalls unsere inneren Rhythmen und können diese durcheinander bringen. Entgleisen unsere biologischen Rhythmen führt dies zu den verschiedensten Störungen.

Beispiel für einen rhythmischen Tagesablauf

Stehen Sie früh auf (eine Stunde vor Sonnenaufgang). Trinken Sie zuallererst ein Glas lauwarmes Wasser. Versuchen Sie, ohne Zeitdruck Ihren Darm zu entleeren. Der Körper ist um diese Zeit auf Ausscheidung eingestellt.
Putzen Sie die Zähne und führen die Zungenreinigung durch, anschließend die Nasendusche. Gönnen Sie sich einige Minuten für eine Ölmassage des Körpers.
Je nach Konstitutionstyp verwenden Sie ein gutes pflanzliches Öl. Bei fetter Haut ist eine Trockenmassage mit einem Seidenhandschuh besser. Duschen Sie sich nach der Massage warm. Nehmen Sie sich Zeit für ein paar Yoga-Asanas und Atemübungen.

Das Frühstück fällt je nach Hunger und Konstitution verschieden reichhaltig aus. Wenn Sie ein Abendmensch sind, der morgens eine lange Anlaufphase hat, (meist Kapha-Typen), genügt ein leichtes Frühstück mit etwas Obst, Joghurt und Tee oder nur ein Glas Saft. Vata- und Pitta-Typen brauchen meist ein gehaltvolleres Frühstück, z. B. ein Müsli, einen warmen Getreidebrei, Vollkornbrot mit Aufstrich, eingeweichte Datteln, etc. Wenn Sie es schaffen, bei einem Morgenspaziergang den Sonnenaufgang zu erleben, sind Sie fit für den kommenden Tag.

Morgens

1 Stunde vor Sonnenaufgang aufstehen
Zähneputzen
Zungenreinigung
Nasendusche
Ölmassage
Dusche
Yoga-Asanas und Atemübungen
Frühstück
Morgenspaziergang

Der Vormittag bis etwa 2 Uhr nachmittags ist für die meisten Menschen die produktivste Zeit des Tages. Danach sinkt die Leistungskurve und die Verdauungsaktivität ist auf ihrem Höhepunkt. Daher ist es sinnvoll, die Hauptmahlzeit in die Mittagszeit zu legen, was heute aufgrund der modernen Arbeitsrhythmen häufig nicht mehr möglich ist. Legen Sie nach dem Essen eine kleine Ruhepause ein (5–10 Minuten) oder machen Sie einen Verdauungs-

spaziergang. Vata-Typen regenerieren sich bei
einem kleinen Mittagsschläfchen.

Mittags

etwa 12 Uhr Mittagessen
kleine Ruhepause oder Spaziergang

Bis 4 Uhr nachmittags steigt die Leistungskurve
wieder. Eine kleine Teepause zur Regeneration der
körperlichen und geistigen Kräfte ist sinnvoll.
Die Abendmahlzeit sollte auf die Zeit um 18 Uhr
gelegt werden. Später wird der Stoffwechsel wieder träger und die Nahrung schlechter verdaut.
Erholung und Entspannung sind nun angesagt.
Entspannende Yoga-Asanas können später auf den
bevorstehenden Schlaf vorbereiten. Ab 10 Uhr
abends stellt sich der Körper auf die nächtliche
Erholung und Regeneration um, die in der Tief-
schlafphase am stärksten ist.
Gegen Morgen stellt dann die innere Uhr die
Organe auf Ausscheidung ein.

Abends

etwa 18 Uhr leichtes Abendessen
Yoga-Asanas vor dem Schlafengehen

Yoga im Ayurveda

Yoga-Übungen

Yoga-Übungen sind Bestandteil der Gesundheitsvorsorge im Ayurveda. Die Stellungen (Asanas) haben bei regelmäßigem Üben sehr positive Wirkungen auf den Körper. Sie halten die Wirbelsäule und die Gelenke beweglich, die Muskulatur geschmeidig, stärken die Organe und das Nervensystem, unterstützen die Atmung und regen den Stoffwechsel an. Auch fördern Sie die Sensibilität des Körpers für die Wahrnehmung von Schmerzen und Blockaden.

Die körperliche Entspannung wirkt sich auch auf das seelische Gleichgewicht aus und führt zu innerer Beruhigung und Konzentration. Die Übungen wirken regenerierend auf den ganzen Körper und fördern die Ausdauer, ohne zu ermüden.

Darauf sollten Sie bei den Übungen achten:

- Üben Sie in einem ruhigen, gut gelüfteten Raum.
- Üben Sie, wenn möglich, morgens vor dem Frühstück oder abends vor dem Abendessen, jedoch nie mit vollem Magen.
- Üben Sie in bequemer Kleidung. Sie soll nirgends einschneiden.
- Vermeiden Sie heiße oder kalte Bäder nach den Übungen.
- Führen Sie die Übungen langsam und in Ruhe aus.
- Zwingen Sie sich nicht zu Übungen, die Ihnen schwer fallen oder Schmerzen bereiten.
- Konzentrieren Sie sich beim Üben nur auf den Körperteil, der in der Übung angespannt wird.
- Ruhen Sie sich zwischen den Übungen kurz aus.

- Beenden Sie Ihren Übungszyklus stets mit einer Entspannungshaltung.

So gehen Sie bei den einzelnen Übungen vor:

- Bevor Sie eine Asana einnehmen, überprüfen Sie, ob Sie entspannt sind. Dann führen Sie die Übung mit einem Minimum an Muskeleinsatz aus und beschränken Spannungen so weit als möglich.
- Atmen Sie normal weiter, auf keinen Fall sollten Sie den Atem anhalten! Während der Stellung entspannen Sie besonders jene Muskeln, auf welche die Asana direkt einwirkt. Dehnen Sie immer langsam und kontinuierlich, und verharren Sie in der Endstellung so lange, bis es Ihnen unbequem wird.
- Beenden Sie die Stellung genauso langsam, wie Sie sie begonnen haben. Erzwingen Sie nichts. Vermeiden Sie ruckartige Bewegungen, dehnen Sie, so weit Sie kommen, und verharren Sie dort. Schmerzen sind ein Alarmsignal, das sie nicht überhören sollten!
- In Ruhestellung atmen Sie wieder tief und vollständig und versuchen, sich ganz zu entspannen. Während der Ruhepause fließt das Blut zurück in jene Muskeln, welche vorher gedehnt wurden. Diese Entspannung ist wesentlich, und Sie sollten deshalb nicht ohne Pause von einer Übung zur anderen übergehen. Yoga schließt jede Eile aus!
- Vergleichen Sie sich nie mit anderen! Da jeder Körper anders gebildet ist, gibt es kein bestimmtes Leistungsniveau und keinerlei vergleichbare Werte. Beim Yoga geht es ausschließlich um Ihren persönlichen Erfolg.

- Lesen Sie sich die Übungsbeschreibungen immer gründlich bis zum Ende durch, um unsachgemäße Ausführungen der Stellungen zu vermeiden. Richtig und regelmäßig betrieben, wird Yoga auch Ihnen Ihren »persönlichen Erfolg« bringen!

Yoga-Übungen

Schulterstand

Legen Sie sich flach auf den Rücken, die Hände zur Seite mit den Handflächen nach unten.

Kippen Sie das Becken, beugen die Knie und ziehen die Schenkel Richtung Brust. Heben Sie die Hüften und ziehen die Knie zur Stirn.

Stemmen Sie die Hände in Nähe der Schulterblätter gegen den Rücken, heben das Brustbein, die Hüften und Schenkel und wölben den Rücken konkav. Arme und Beine tragen nun Ihr Körpergewicht. Heben Sie die Knie zur Decke und arbeiten Sie sich gleichzeitig mit den Händen näher an die Schulterblätter heran. Das Kinn berührt nun die Brust. Strecken Sie die Beine so hoch wie möglich, so daß der ganze Körper senkrecht steht.

Verweilen Sie 1–5 Minuten in der Stellung und atmen Sie während der ganzen Übung normal.

Die Umkehr zum Boden in umgekehrter Reihenfolge vollziehen.

Merke:

Günstig bei venösen Stauungen in den Beinen und Bauchorganen; verbessert die Gehirndurchblutung, stärkt die Bauchmuskulatur, normalisiert die Schilddrüsenfunktion; wirkt Verstopfung und Hämorrhoiden entgegen.

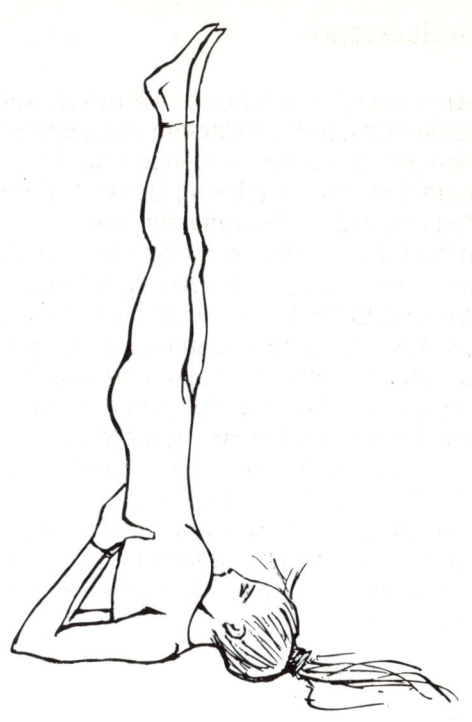

Pflug

Merke:

Beugt steifen Schultern und Arthritis im Rücken vor; kräftigt die Kniesehnen, stärkt die gesamte Wirbelsäule. Normalisiert die Funktion der Schilddrüse und verbessert die Durchblutung des Gehirns.

Legen Sie sich wie beim Schulterstand auf den Rücken und heben Sie die Beine bis zur Senkrechten. Winkeln Sie die Knie leicht an, führen sie zum Gesicht und rollen die Wirbelsäule dabei Wirbel um Wirbel ab.
Strecken Sie die Beine und senken Sie die Füße zum Boden und ziehen sie weit vom Kopf weg, um die Dehnung der Körperrückseite zu verstärken. Bleiben Sie während der Übung weich im Nacken. Arme und Beine können den Rumpf stützen oder bleiben neben dem Körper liegen. Atmen Sie während der Übung normal. Halten Sie die Stellung für die Dauer von 5 Atemzügen. Beenden Sie die Übung in umgekehrter Reihenfolge.

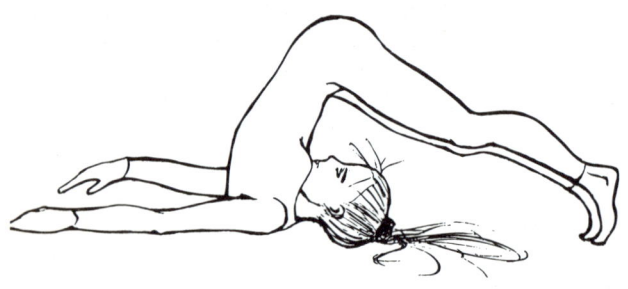

Fisch

Merke:

> Stärkt Rücken- und Bauchmuskulatur, entspannt die Nackenmuskulatur und weitet den Brustkorb. Verbessert die Funktion der Verdauungsorgane und entspannt das Sonnengeflecht.

Setzen Sie sich aufrecht mit ausgestreckten Beinen und neigen den Rumpf leicht nach hinten. Setzen Sie zuerst den rechten, dann den linken Ellbogen auf den Boden und verlagern Ihr Gewicht darauf.
Lassen Sie den Kopf nach hinten sinken und drücken die Wirbelsäule zu einem Bogen, wobei sich die Brust nach oben wölbt. Setzen Sie den Scheitel auf den Boden und verstärken die Dehnung des Körpers. Halten Sie die Übung während zehn tiefen Atemzügen.
Bei der Auflösung der Übung, den Rücken entspannen und gegen den Boden absenken.

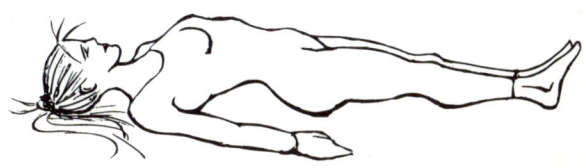

Zange

Merke:

Kräftigt die Bauchmuskulatur, dehnt Rücken- und Bauchmuskeln. Baut überschüssiges Fett ab, aktiviert die Darmperistaltik und durchblutet das Rückenmark. Normalisiert die Funktion der Geschlechtsdrüsen; wirkt verjüngend auf den Organismus.

Legen Sie sich auf den Rücken. Führen Sie die Arme gestreckt über den Kopf und haken Sie die Daumen ineinander. Die Arme langsam in Richtung der Beine bewegen und Kopf und Schultern allmählich heben.
Wenn die Hände die Oberschenkel berühren, den Oberkörper Wirbel um Wirbel aufrichten, dann sich im Hüftgelenk mit geradem Rücken nach vorne beugen. Mit den Händen, wenn möglich, die großen Zehen fassen, oder einen Teil der Beine; dabei die Ellbogen auf den Boden senken.
Die Stirn auf die Knie legen, den Kopf anschließend soweit vorschieben, bis Brust und Bauch mit den Oberschenkeln Kontakt haben. Die Beine durchgestreckt lassen. Ruhig und regelmäßig atmen. Die Atembewegung ist in den Flanken gut spürbar. Die Stellung etwa 3 Minuten halten, sich dann langsam aufrichten und Wirbel um Wirbel abrollend wieder auf den Rücken legen.

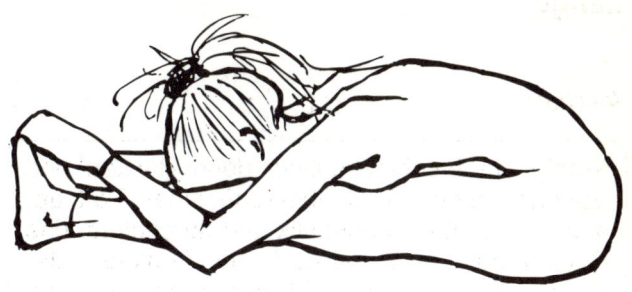

Bogen

Merke:

> Dehnt die Rückenmuskulatur, den Schultergürtel, Arm-, Brust- und Bauchmuskeln. Wirkt einem Rundrücken entgegen, stärkt das Rückgrat, weitet den Brustkorb; normalisiert die Verdauungstätigkeit, regt das sympathische Nervensystem an und massiert den Solarplexus.

Legen Sie sich entspannt auf den Bauch, die Arme neben dem Körper. Beugen Sie die Beine und bringen die Fersen nahe an das Gesäß; die Zehen berühren sich.
Umfassen Sie die Knöchel und strecken die Füße kraftvoll nach hinten oben. Dadurch erhält der Oberkörper eine Biegung nach rückwärts und die Knie heben sich vom Boden ab. Dehnen Sie den

Brustkorb dabei nach vorne. Der Gleichgewichts-
punkt liegt jetzt im Bauch.
Während der Übung ruhig weiteratmen. Die Übung
5–10 Atemzüge halten. Langsam zur Ausgangs-
stellung zurückkehren und sich entspannen.

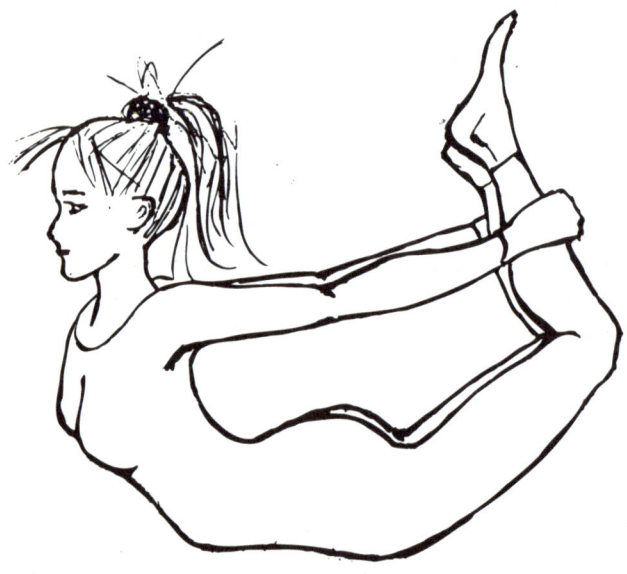

Drehsitz (einfache Variante)

Merke:

Stärkt das sympathische Nervensystem, verhütet Hexenschuß, bekämpft Verstopfung, wirkt gegen Fettansatz am Bauch; lindert Verspannungen im Genick.

Setzen Sie sich mit ausgestreckten Beinen auf den Boden, winkeln Sie die Beine an und ziehen die Fersen nahe an den Körper. Drehen Sie die Schultern nach rechts und stützen sich mit dem rechten Arm hinter dem Gesäß auf. Mit der linken Hand fassen Sie die Außenkante des linken Fußes und drücken mit dem linken Oberarm das Knie etwas zur Seite.

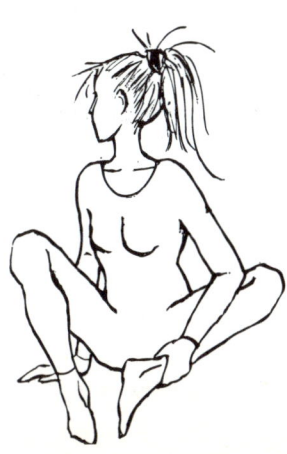

Richten Sie den Oberkörper auf und schauen über die rechte Schulter nach hinten, dabei die Wirbelsäule soweit als möglich nach rechts drehen. Mit dem Gesäß am Boden bleiben. Die Übung mit der anderen Körperseite wiederholen. Je Seite etwa 3 Minuten halten, dabei ruhig weiteratmen.

Kleines Übungsprogramm für morgens

Beginnen Sie Ihr Übungsprogramm morgens mit Dehnungs- und Streckübungen wie Zange, Bogen und Fisch, mit denen Sie Ihre müden Glieder so richtig strecken können.

Konzentrieren Sie sich auf Ein- und Ausatmung, und tanken Sie frische Luft, wenn möglich am offenen Fenster. Auch eine umgekehrte Stellung wie Kerze und Pflug sollte stets zu einem ausgeglichenen Übungsprogramm gehören, denn sie verbessert die Durchblutung und macht munter.

Beenden Sie das Programm mit einer Entspannungsübung wie den Drehsitz, sozusagen als Übergangsphase zu Ihrer normalen Tätigkeit.

Kleines Übungsprogramm für abends

Jedes Übungsprogramm für abends sollte mit einer meditativen Asana beginnen. Damit lernen Sie abzuschalten und Ihre Alltagsprobleme hinter sich zu lassen, um sich dann auf die nachfolgenden Asanas konzentrieren zu können. Dieses geht sehr gut, wenn man sich in den Schneidersitz begibt, dabei die Arme auf die Knie legen und die Augen schließen.

Lockern und entspannen Sie sich, indem Sie sich auf den Boden knien und das Gesäß auf die Fersen setzen. Die Hände ruhen auf den Oberschenkeln und die Augen werden geschlossen, dann ruhen Sie sich mit einer Entspannungsübung kurz aus.

Machen Sie anschließend ein paar Asanas, die möglichst alle Teile des Körpers betreffen sollen. Die Übungen sollen sie ausgleichen, auf Beugen nach vorne, sollte ein Beugen nach hinten erfolgen. Nicht vergessen sollten Sie eine Atemübung: Achten Sie hierbei auf ein vermehrtes Ausatmen bzw. Reinigungsatmen.

Zum Abschluß folgt wieder eine Entspannungsübung, die Sie die Wirkungen der einzelnen Asanas nachspüren läßt und auf einen erholsamen Schlaf vorbereitet.

Gruß an die Sonne

Wiederholen Sie die folgenden zwölf Übungen
mehrmals (etwa sechsmal). Sie bringen morgens
den Kreislauf in Schwung, die Muskeln in Bewegung und wärmen den Körper auf. Die Übungsfol-
ge ist auch eine gute Konditionsübung, die Atmung
und Herzschlag beschleunigt. Die zwölf Übungen
werden in fließender Abfolge nacheinander ausge-
führt. Beginnen Sie langsam und steigern Sie die
Geschwindigkeit bei den nächsten Durchgängen.

- Konzentrieren Sie sich auf jede einzelne Ihrer
  Bewegungen, und vermeiden Sie während der
  Wiederholungen jegliche Unterbrechung.
- Koordinieren Sie Atmung und Bewegung so, daß
  es Ihnen leicht fällt, die Übung fortlaufend auszuführen, ohne zu ermüden oder außer Atem zu
  kommen.
- Solange Ihnen der Bewegungsablauf noch nicht
  so geläufig ist, atmen Sie bitte natürlich.
- Konzentrieren Sie sich erst dann auf die Atmung,
  wenn Sie die einzelnen Übungen beherrschen.

1. Übung:

Grußstellung

Beginnen Sie in aufrechter Haltung mit geschlossenen Beinen. Verteilen Sie das Gewicht gleichmäßig
auf beide Füße. Falten Sie die Hände wie zum
Gebet vor der Brust. Achten Sie darauf, aufrecht zu
stehen und nicht ins Hohlkreuz zu fallen. Ausatmen.

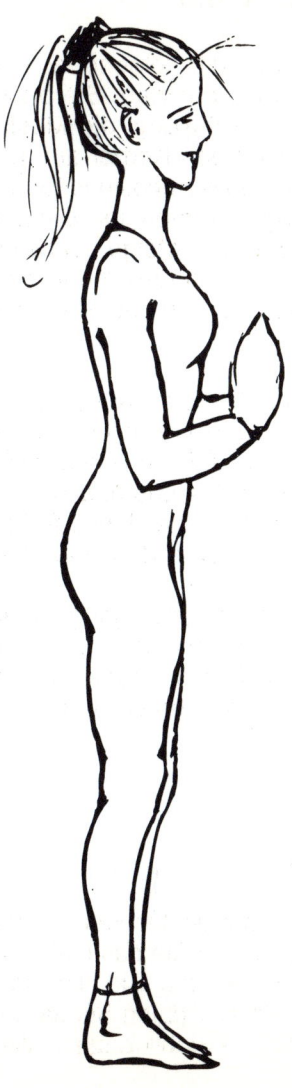

2. Übung:

Arme heben

Mit dem Einatmen heben Sie langsam die Arme über den Kopf. Spannen Sie das Gesäß an und dehnen den Oberkörper. Dabei biegen Sie die Wirbelsäule nach hinten, wenden das Gesicht aufwärts und richten den Blick an die Decke. Atmen Sie ruhig weiter und gehen Sie zur nächsten Stellung über.

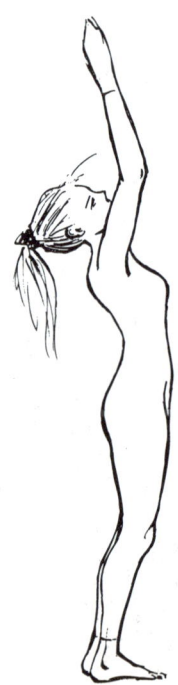

3. Übung:

Füße fassen

Beugen Sie mit dem Ausatmen den Oberkörper nach vorne und weiter nach unten. Lassen Sie die Beine dabei gestreckt, die Knie entspannt. Berühren Sie mit den Händen an der Außenseite Ihrer Füße den Boden. Wenn es möglich ist, bringen Sie Ihre Nase an die Knie. Machen Sie keinen „Buckel". Ellbogen und Schultern sollten entspannt sein.

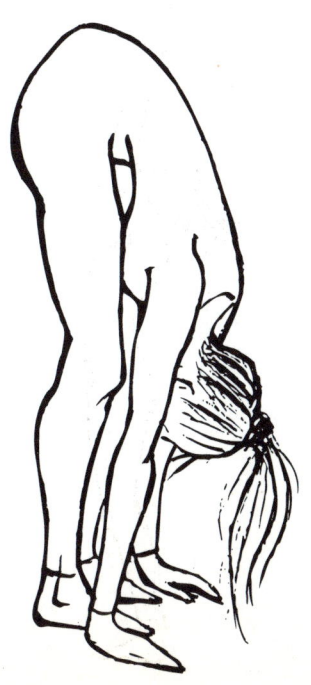

4. Übung:

Reiterstellung

Strecken Sie mit dem Einatmen das rechte Bein nach hinten und beugen Sie die Knie zu Boden. Winkeln Sie das linke Bein nach vorne ab, der linke Fuß bleibt dabei mit der ganzen Sohle am Boden. Das rechte Bein berührt mit der Fußspitze den Boden. Stützen Sie die Hände neben dem angewinkelten Bein auf. Strecken Sie die Wirbelsäule und dehnen den Brustkorb. Strecken Sie auch den Kopf und den Hals nach oben.

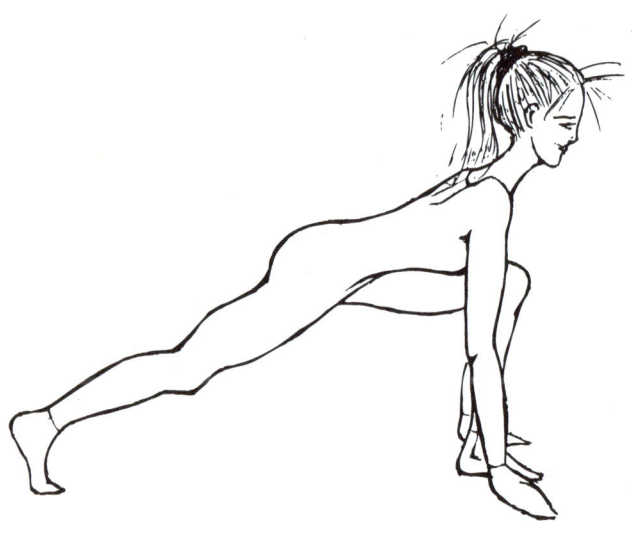

5. Übung:

Bergstellung

Stützen Sie die Hände in Schulterbreite ab und
strecken Sie beim Ausatmen das rechte Bein nach
hinten. Stellen Sie den rechten Fuß in Hüftbreite
neben dem linken ab, heben Sie Gesäß und Hüften
an, stemmen Sie die Fersen auf den Boden und
strekken die Rückseite der Beine und den Rücken.
Kopf und Hals schauen nach unten und sind locker
und entspannt. Sie bilden jetzt mit Ihrem Körper ein
umgekehrtes V. Halten Sie bei der Übung den Atem
an.

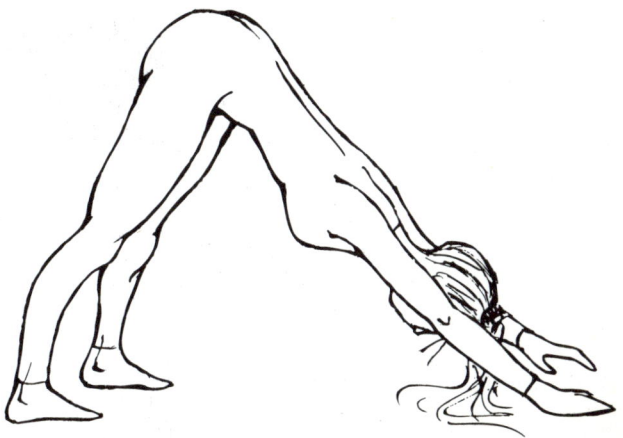

6. Übung:

8-Punkte-Stellung

Verlagern Sie mit dem Ausatmen Ihr Körpergewicht nach vorn auf die Hände und senken Sie sich langsam zum Boden ab. Dabei berühren Sie behutsam mit den Knien den Boden, wölben den Rücken konkav, so daß das Gesäß hochragt, berühren mit Brust und Kinn ebenfalls den Boden. Legen Sie die Brust so auf, daß die Hände genau unter den Schultern zu liegen kommen. Der Körper berührt jetzt an Kinn, Händen, Brust, Knien und Zehen den Boden. Verharren Sie kurz in dieser Stellung.

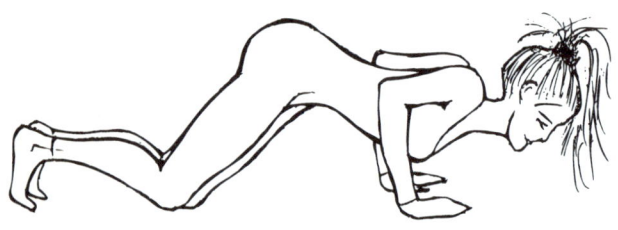

7. Übung:

Kobra

Dehnen Sie mit dem Einatmen den Brustkorb und strecken Sie den Brustkob und den Kopf nach oben. Nehmen Sie den Kopf dabei leicht nach hinten in den Nacken. Pressen Sie die Hände auf den Boden und strecken langsam die Arme und die Wirbelsäule. Drücken Sie die Schultern nach unten, damit Kopf und Hals frei werden. Die Arme sind zum Schluß leicht gebeugt und der Bauchnabel berührt fast den Boden. Der Unterteil des Körpers bleibt vom Nabel an auf dem Boden. Dehnen Sie den oberen Rücken so weit als möglich.

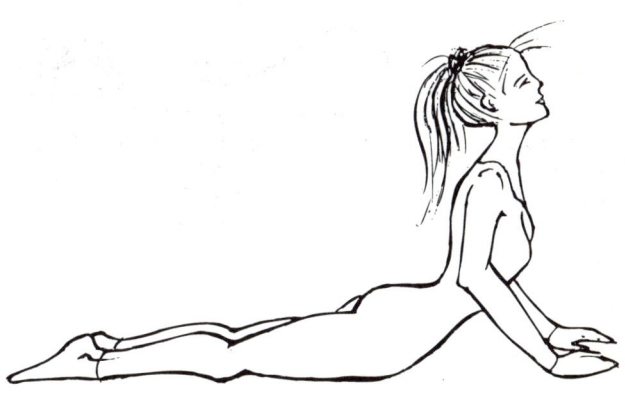

8. Übung:

Bergstellung

Stützen Sie sich mit dem Ausatmen kräftig auf die Arme, heben gleichzeitig den Oberarm sowie Gesäß und Hüften ab. Die Fersen berühren den Boden, die Beine sind durchgestreckt. Entspannen Sie Kopf und Hals, spannen Sie die Bauchmuskeln an und richten den Blick auf den Nabel. Halten Sie in dieser Stellung den Atem an.

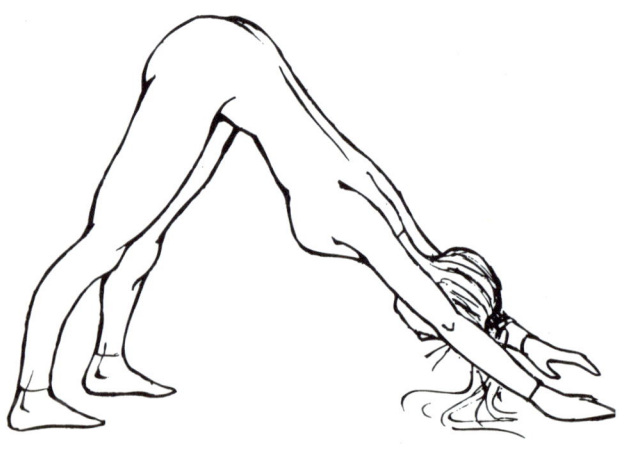

9. Übung:

Reiterstellung

Verlagern Sie das Körpergewicht auf die Hände. Stellen Sie beim Einatmen das linke Bein angewinkelt nach vorn zwischen die Arme. Der linke Fuß steht dann auch auf dem Boden. Das rechte Bein bleibt nach hinten gestreckt. Der rechte Fuß ruht auf dem Boden. Dehnen Sie die Wirbelsäule nach oben und nehmen den Kopf nach oben. Blicken Sie dabei geradeaus.

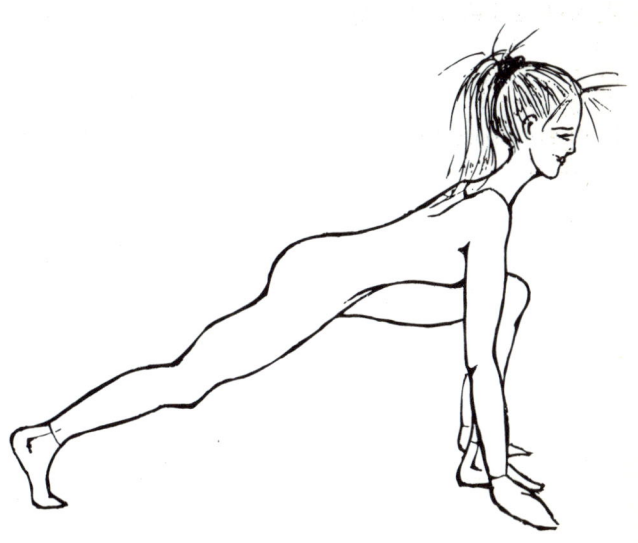

10. Übung:

Füße fassen

Bringen Sie beim Ausatmen das rechte Bein nach
vorn, heben das Gesäß langsam nach oben, bis
beide Beine gestreckt sind und die Fersen fest am
Boden stehen. Die Knie sind dabei entspannt.
Beide Hände liegen flach, jeweils neben den
Füßen, am Boden. Der Oberkörper bleibt nach
unten gebeugt, der Kopf liegt an den Knien. Beugen
Sie den Rücken soweit wie möglich nach unten und
machen Sie keinen Buckel.

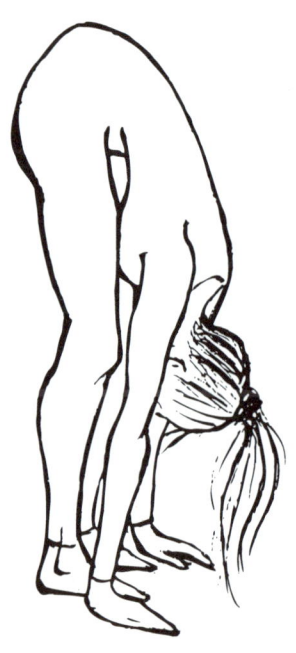

11. Übung:

Arme heben

Heben Sie mit dem Einatmen die Arme und rollen dabei den Oberkörper Wirbel um Wirbel wieder nach oben. Beugen Sie den Oberkörper soweit wie möglich zurück. Dehnen Sie den Brustkorb und strecken Sie die Arme über den Kopf hinaus. Richten Sie den Blick auf Ihre Hände. Spannen Sie die Gesäß- und Bauchmuskeln an, damit kein Hohlkreuz entsteht. Atmen Sie ruhig und tief.

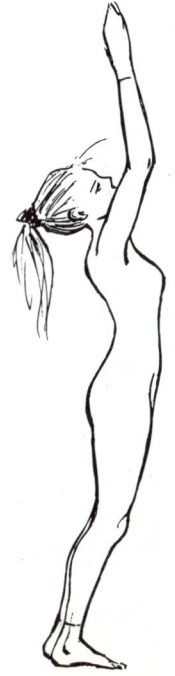

12. Übung:

Grußstellung

Nehmen Sie mit dem Ausatmen die Arme nach unten und führen Sie die Handflächen in Gebetsstellung vor der Brust zusammen. Stehen Sie gerade, beide Füße in Hüftbreite nebeneinander. Blicken Sie geradeaus und atmen Sie ruhig und gleichmäßig für ein paar Atemzüge weiter. Nun können Sie mit dem zweiten Zyklus beginnen. Die letzte Stellung des Zyklus (= Grußstellung) ist die erste Stellung des zweiten Zyklus.
Wiederholen Sie die Übung, solange Sie Lust haben. Versuchen Sie gleichmäßige, fließende Bewegungen auszuführen.

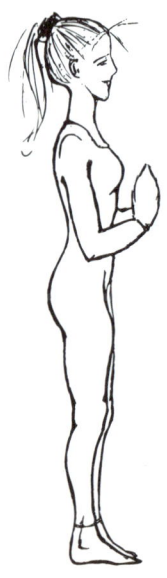

Achtung: Solange Sie sich noch auf die einzelnen Übungen konzentrieren müssen, atmen Sie in Ihrem natürlichen Rhythmus und konzentrieren sich erst auf die Ein- und Ausatmung, wenn Ihnen die Übungen geläufig sind.

Legen Sie sich zum Abschluß hin und entspannen den Körper. Ruhen Sie 1–2 Minuten bei geschlossenen Augen aus und lassen Sie den Atem dabei frei fließen.

Atmung

Yogaatemübungen werden als Pranayama bezeichnet. Sie helfen uns, bewußter zu atmen. Die Lunge wird dabei besser durchlüftet, die Beweglichkeit des Zwerchfells verbessert und das Nervensystem beruhigt.

Einige Hinweise zum richtigen Atmen

- Atmen Sie immer durch die Nase! Sie hat die Funktion eines Filters und befreit die Luft von Verunreinigungen. Gleichzeitig wird die Luft auf ihrem Weg durch die Nase erwärmt und befeuchtet.
- Versuchen Sie, immer vollkommen aufrecht zu stehen oder zu sitzen, damit der Brustkorb nicht eingeengt wird!
- Versuchen Sie, geräuschlos zu atmen!
- Körperbewegungen und Atmung sollten immer im gleichen Rhythmus erfolgen.
- Beim Einatmen achten Sie bitte ganz besonders auf das Ausdehnen von Brustkorb und Bauch!

- Beim Ausatmen ziehen Sie den Bauch so weit wie möglich ein.
- Vermeiden Sie enganliegende oder gar bewegungshemmende Kleidung!
- Machen Sie Ihre Atemübungen vor geöffnetem Fenster oder noch besser im Freien!
- Vermeiden Sie es, die Muskulatur der Hände anzuspannen, den Hals oder das Gesicht zu verkrampfen, denn angespannte Gesichtsmuskeln blockieren die Atemwege.
- Wenn Sie Herzbeschwerden haben, sollten Sie die Atemübungen ganz besonders vorsichtig ausführen!

Versuchen Sie immer, Ihre volle Aufmerksamkeit auf den Atmungsvorgang zu richten. Atmen Sie so bewußt und vollständig als möglich, in der Ruhe liegt die Kraft: Die ideale Atmung ist tief, langsam, leise und leicht! Bewußte Atmung ist eines der wichtigsten Mittel, um die organische Widerstandskraft zu steigern.

Wechselseitige Nasenatmung

Merke:

Wirkt blutreinigend, verdauungsanregend, appetitanregend; lindert Kopfschmerz; aktiviert die Zellatmung, harmonisiert das Nervensystem, wirkt beruhigend und ausgleichend. Sorgt für Entspannung und Erfrischung des Körpers.

Setzen Sie sich aufrecht auf einen Stuhl. Schließen Sie die Augen und entspannen Sie sich. Legen Sie dann den rechten Daumen an das rechte Nasenloch und Mittelfinger und Ringfinger der rechten Hand an das linke Nasenloch. Sie können Ihren Arm an der Brust abstützen. Verschließen Sie behutsam das rechte Nasenloch und atmen Sie durch das linke Nasenloch ein, verschließen Sie dann die linke Nasenöffnung und atmen durch das jetzt geöffnete rechte Nasenloch aus. Anschließend rechts einatmen. Atmen Sie auf diese Weise etwa 5 Minuten in Ihrem natürlichen Atemrhythmus weiter. Dann senken Sie den Arm, lehnen sich eine Weile entspannt zurück und atmen dabei normal weiter. Wichtig für die Übung ist, mit dem Ausatmen zu beginnen und mit dem Einatmen zu enden.

S-Atmung

Merke:

Wirkt nervenstärkend und entspannend.

Setzen Sie sich aufrecht hin. Atmen Sie aus, dann atmen Sie tief ein und lassen beim Ausatmen die Luft langsam auf den Laut »S« ausströmen.

Übungen für alle Körperteile und bei bestimmten Beschwerden

Arme
Bogen, Kobra

Atembeschwerden
alle Atemübungen, Berg, Kerze, Zange

Bauch
Berg, Zange

Beine
Bogen, Kerze, Zange

Brustkorb
Bogen, Fisch, Kobra

Durchblutung
Berg, Kerze, Kobra, Pflug

Erkältungen
Kerze, Zange

Füße
Festhaltung

Gesäß
Bogen, Kerze, Kobra, Pflug

Gesicht
Kerze, Pflug

Haltung
Bogen, Kerze, Kobra, Pflug

Hüften
Bogen, Drehsitz

Kopfschmerzen
Kerze, Pflug, Wechselseitiges Nasenatmen, Zange

Müdigkeit
Kerze, Pflug, Wechselseitiges Nasenatmen,
Tiefatmung

Nacken
Fisch, Kobra, Pflug

Oberschenkel
Zange

Rücken
Berg, Bogen, Drehsitz, Kobra, Pflug, Zange

Schlaflosigkeit
Berg, Kerze, Kobra, Pflug, Wechselseitiges
Nasenatmen

Taille
Drehsitz

Verdauungsschwierigkeiten
Berg, Bogen, Kerze, Kobra, Pflug

Verspannungen
Fisch, Kerze, Kobra, Zange

REGISTER

REGISTER

S

T

U

V

REGISTER